AF403869

DEBUT D'UNE SERIE DE DOCUMENTS
EN COULEUR

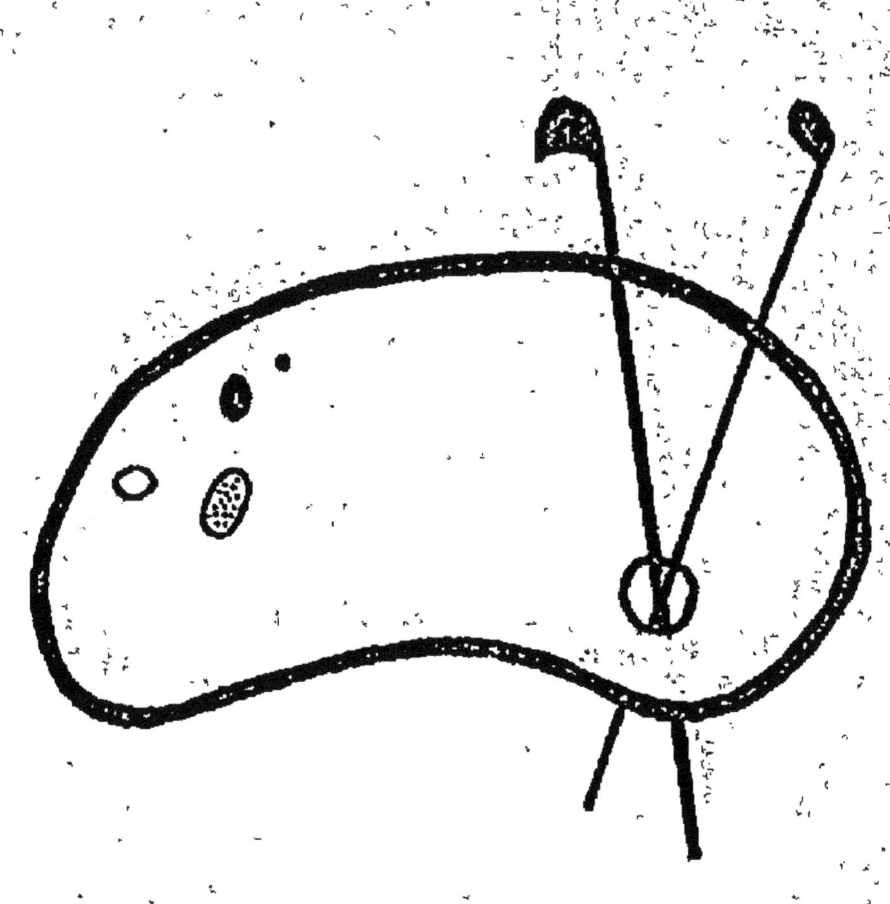

FIN D'UNE SERIE DE DOCUMENTS
EN COULEUR

Ouvrage honoré d'une Souscription
de la Ville de Lyon

CONTRIBUTION A L'ÉTUDE

DE

L'ENFANCE ANORMALE

Les
Anormaux Psychiques

PAR

Le Dr Eugène CHAZAL

Ancien Externe des Hôpitaux de Lyon
Médecin-Interne du Bureau d'Hygiène de Lyon

> « C'est dans le problème de l'éducation
> que gît le grand secret du perfectionne-
> ment de l'humanité. »
>
> KANT.

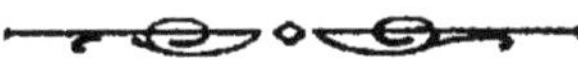

A. MALOINE, ÉDITEUR

| 25-27, Rue de l'École-de-Médecine | Rue de la Charité, 6 |
| PARIS | LYON |

1907

A MON PÈRE ET A MA MÈRE

MEIS ET AMICIS

A MON PRÉSIDENT DE THÈSE

Monsieur le Professeur BEAUVISAGE

Adjoint au Maire

Président de la Caisse des Écoles

Chevalier de la Légion d'Honneur

A MON MAITRE

Monsieur le Professeur-Agrégé G. ROUX

Directeur du Bureau d'Hygiène

INTRODUCTION

« Plus nous allons, plus toute science devient
indivisiblement pratique et théorique, à tel point
qu'elle ne peut plus se désintéresser des applications
sociales et économiques. »

S'il est une science susceptible de se voir justement
appliquer cette citation de M. Fouillée, c'est à coup
sûr celle de l'hygiène, surtout si, ne se bornant pas
à l'opposer, en tant que *médecine préventive*, à la
médecine thérapeutique et à voir simplement en elle
l'étude des moyens dont nous disposons pour con-
server la santé, nous considérons, avec Proust,
comme étant de son ressort direct « tout ce qui peut
conduire à l'amélioration de l'homme, à l'accroisse-
ment de son bien-être physique et moral, de son activité somatique et intellectuelle. »

Point n'est besoin de démontrer longuement l'importance primordiale que doit avoir dans une nation
une science ainsi définie. Ne sont-elles pas d'un
homme d'Etat célèbre, Anglais il est vrai, ces paroles
que nous ne pouvons nous empêcher de citer : « La
santé publique est le fondement sur lequel repo-
sent le bonheur du peuple et la puissance de l'Etat. »

Et cette phrase, n'a-t-elle pas été écrite par un grand philosophe, Anglais encore, Herbert Spencer : « La valeur et la force d'une société sont basées sur le caractère des citoyens qui la forment. » Et qui nous contredira si nous disons que rien ne rend le caractère plus égal, plus fort, plus noble, que de se bien porter, au physique comme au moral?

Depuis quelques années — mieux vaut tard que jamais — nous commençons, en France, à nous apercevoir de ces vérités. On parle d'hygiène dans tous les mondes, même dans le monde officiel. N'avons-nous pas vu naître récemment le projet d'un *Ministère de l'hygiène* ? Il n'a pas vécu, il est vrai; mais ce n'est là qu'une mort apparente, et la médecine sait la vaincre.

****

Nous avons vu plus haut combien vaste est le programme de l'hygiène, combien noble est son but. Parmi les diverses branches que comporte l'hygiène générale, aucune n'est plus propre à remplir ce programme et à atteindre ce but que *l'hygiène scolaire*. Les enfants d'aujourd'hui ne sont-ils pas les hommes et les mères de demain? Et si l'on veut que ces hommes et ces mères soient tels que nous les souhaitons, c'est-à-dire aptes à remplir tous leurs devoirs, n'est-ce pas au moment de leur développement que nous devons chercher les moyens de les pourvoir d'un corps et d'un esprit sains, *mens sana in corpore sano,* suivant la vieille formule classique ? Et l'hygiène scolaire n'a pas d'autre fin. Qu'il nous soit permis de citer les paroles que prononçait, en 1900, M. le professeur Nicolas à sa leçon d'ouverture du cours d'hygiène scolaire à la Faculté des Lettres de notre Université : « L'hygiène scolaire résume en elle presque toute l'hygiène générale dont tous les principes trouvent leur application intégrale à l'école. Elle est au moins aussi importante, car c'est du développement heureux et de la vitalité des enfants pendant leur période de croissance, au cours des années passées à l'école, que dépendront la vitalité et la prospérité futures de la nation. »

* * *

La municipalité lyonnaise, se rendant parfaitement compte de l'importance de l'hygiène scolaire, s'applique, chaque jour davantage, à améliorer, dans la mesure du possible, l'état de santé des élèves de ses écoles. Depuis la création des œuvres municipales de *Colonies de vacances* (*Serverin et Enfants à la montagne*), d'autres preuves ont encore été données : c'est l'adjonction récente au service de l'inspection médicale des écoles d'un médecin-oculiste et d'un dentiste; c'est, depuis le 1er mai de cette année, l'organisation d'une *École de plein air* dans la propriété municipale du Vernay. Bien plus, n'ignorant pas qu'à côté des enfants débiles physiquement, il existe des malades de l'esprit, nos édiles se sont aussi préoccupés de l'amélioration de ces derniers, jusqu'ici complètement délaissés, et c'est de cette pensée qu'est né, à la fin de l'année dernière, le *Dispensaire médico-pédagogique municipal*, dont le but immédiat est d'étudier, afin de pouvoir les traiter ensuite, les *enfants mentalement anormaux* de nos écoles publiques.

***

Du jour de notre entrée au Bureau d'hygiène, c'est-à-dire depuis le 1er janvier 1906, nous avons été chargé de l'inspection médicale des écoles; aux vacances dernières, nous eûmes à assurer la surveillance sanitaire des enfants envoyés à la montagne, surveillance qui doit encore nous être confiée cette année. Les questions d'hygiène scolaire nous intéressent donc tout particulièrement; et nous avions toujours pensé à chercher dans ce sens un sujet de thèse. Une occasion exceptionnelle nous fut fournie par notre nomination de secrétaire-archiviste au *Dispensaire médico-pédagogique*, lors de sa création. L'idée d'un travail sur les *enfants anormaux*, auquel nous pensions, assez confusément pourtant, depuis plusieurs mois déjà, s'est alors précisée dans notre esprit, nous séduisant de plus en plus par le grand intérêt et la nouveauté relative de la question.

Et, à ce propos, qu'il nous soit permis d'assurer M. le professeur Beauvisage de notre plus profonde reconnaissance. C'est à lui, en effet, que nous devons notre nomination au *Dispensaire;* nous avions déjà pu, à diverses reprises, apprécier sa bienveillance, dont il nous donne encore une preuve aujourd'hui en acceptant la présidence de notre thèse. Une telle dette ne se paye pas avec des mots. Puissions-nous un jour la mieux acquitter!

*\
* *

Mais avant de commencer notre travail, nous avons un devoir à remplir. L'orientation de nos études vers une branche spéciale de la médecine ne nous a point fait oublier l'enseignement clinique qui nous a été donné pendant nos trois années d'externat. Qu'ils reçoivent donc nos sincères remerciements, nos maîtres dans les hôpitaux : MM. les professeurs Fabre et Poncet, MM. les docteurs Commandeur, Vallas, Nové-Josserand, Chatin, Aubert, Horand.

Depuis le jour de notre nomination au Bureau d'hygiène les amicales relations qui nous unissaient à M. le docteur G. Roux n'ont fait que se fortifier; notre directeur nous a toujours témoigné la plus grande bonté: nous lui en exprimons toute notre gratitude.

M. le docteur Paul-Boncour (de Paris) nous a fourni, sur certains points du sujet que nous avons entrepris de traiter, des renseignements qui nous ont été fort utiles. Nous l'en remercions bien cordialement.

*\
* *

La question de l'*Enfance anormale* est des plus

complexes. Elle touche à la fois à la médecine, à la psychologie, à la pédagogie, au droit. Nous aurions pu choisir un point déterminé de ce sujet et l'étudier à fond. Nous avons préféré écrire, ce qui n'a pas encore été fait, une étude d'ensemble, par suite un peu superficielle.

La réunion et la coordination des documents épars dans un grand nombre d'ouvrages et de périodiques font surtout de notre travail une mise au point de la question; et nous pensons qu'à ce titre seul il intéressera les médecins, les pédagogues, et tous ceux que la solution de ce problème social ne laisse pas indifférents.

Voici les divers points que nous avons exposés dans nos six chapitres:

1° Ce que sont les anormaux: description rapide des différents types; leur classification;

2° Pourquoi la société leur doit assistance et éducation: les anormaux dans le milieu social; les fous et les criminels de demain. Statistique des anormaux en France et en particulier à Lyon;

3° Historique de la question. Ce que les pays étrangers ont fait pour les anormaux. Ce que l'on commence à faire en France;

4° Les anormaux à Lyon; le Dispensaire médico-pédagogique municipal;

5° Les facteurs étiologiques: causes antérieures et postérieures à la naissance;

6° Le problème thérapeutique: traitement médico-pédagogique pour le présent; lutte prophylactique pour l'avenir.

Puisse la lecture de notre ouvrage gagner de nouvelles voix à la cause que nous défendons !

CHAPITRE PREMIER

Définition, classification et description des anormaux

Il existe autant de définitions des *enfants anormaux* qu'il y a d'auteurs qui se sont occupés de cette question. Mais elles diffèrent dans la forme plus que dans le fond, et, en définitive, on s'accorde assez bien pour savoir ce qu'il faut entendre par cette appellation.

Nous ne donnerons pas ici toutes ces définitions, et nous désignerons sous le nom d'enfants anormaux ou même tout simplement d'anormaux : *les enfants qui, par suite de tares organiques ou fonctionnelles, sont incapables de profiter des méthodes d'enseignement actuellement employées dans les écoles.*

Ce défaut d'adaptation au milieu scolaire, qui caractérise les anormaux, peut tenir à des états de nature très diverse. Sont anormaux, en effet, les aveugles, les sourds, les manchots, les adénoïdiens, les inintelligents depuis l'idiot le plus profond jusqu'à l'arriéré le plus léger, les épileptiques, les vicieux, etc.

*
* *

Ce groupe hétérogène peut cependant se scinder en deux grandes catégories : les **anormaux physiques** et les **anormaux psychiques**.

Nous ne nous occuperons pas des premiers, constitués surtout par les *aveugles* et les *sourds-muets*, de beaucoup les moins nombreux, et qui trouvent dans des institutions privées ou des établissements de de l'Etat, bien qu'en nombre insuffisant, l'éducation qui leur convient.

Si l'on s'est aperçu depuis longtemps que ces enfants *physiquement* anormaux ne peuvent être instruits par les méthodes ordinaires, il n'en a pas été de même pour les enfants *mentalement* anormaux ou *anormaux psychiques*. Ces derniers, les uns peu ou pas intelligents, les autres vicieux, continuent, tout au moins en France, à fréquenter les écoles primaires, alors qu'ils n'en retirent aucun profit, cette instruction non assimilable étant même souvent une cause d'aggravation de leur état.

Nous définirons les anormaux psychiques (1), à l'étude desquels nous avons limité notre travail : *les enfants qui, par suite de tares cérébrales, organiques ou fonctionnelles, occasionnant, dans le développement de leurs facultés intellectuelles (anormaux intellectuels) ou morales (anormaux moraux), des*

---

(1) Il est entendu que toutes les fois que nous emploierons le mot *anormaux* nous aurons uniquement en vue les *anormaux psychiques*.

troubles plus ou moins profonds, sont incapables de profiter des méthodes d'enseignement actuellement employées dans les écoles.

**

Avant d'aller plus loin, une distinction est à faire ici entre ces anormaux et les *faux anormaux*. On voit parfois dans les classes, des enfants qui sont moins avancés que leurs camarades, bien qu'ils soient de un à deux ans plus âgés. Un examen, même rapide, montre cependant qu'on ne peut leur appliquer la définition que nous avons donnée des anormaux : ils n'ont aucune tare mentale. Leur retard au point de vue intellectuel provient uniquement d'une fréquentation scolaire irrégulière ou même presque nulle.

S'ils ne savent pas, ce n'est pas qu'ils n'ont pu comprendre; c'est qu'ils n'ont pas eu l'occasion d'apprendre: ce sont de simples ignorants. C'est à ces enfants que certains auteurs ont appliqué le nom d'*arriérés pédagogiques*. La cause de leur infériorité est d'ordre purement pédagogique, et c'est à la pédagogie seule à leur faire rattraper le temps perdu. Le nom de *retardés pédagogiques* nous semble préférable.

On doit également considérer comme des faux anormaux les enfants qui souffrent d'une maladie quelconque, anémie, tuberculose, etc., retentissant transitoirement sur leurs facultés intellectuelles. Un traitement médical approprié suffit à faire disparaître cette arriération *passagère*, et il n'est nullement besoin d'employer pour ces enfants des procédés pédagogiques spéciaux.

#

Les différences existant entre les diverses définitions qui ont été données des anormaux, différences légères, avons-nous dit, et portant plutôt sur la forme que sur le fond, se retrouvent bien plus accentuées lorsqu'on compare les nombreuses classifications de ces anormaux.

Chaque pays a sa classification, et, dans un même pays, chaque auteur a la sienne. Les uns se sont placés au point de vue anatomo-pathologique; les autres au point de vue étiologique; d'autres enfin au point de vue symptomatologique.

Une classification des anormaux procédant de considérations anatomo-pathologiques ne peut être que fort incomplète. Car, si nous connaissons assez parfaitement les différentes lésions cérébrales qui produisent l'idiotie, nous devons avouer notre ignorance à ce sujet en ce qui concerne les autres anomalies mentales.

Une classification étiologique ne peut être admise Une même cause, en effet, qui engendrera l'idiotie la plus absolue chez tel enfant, aboutira chez un autre à l'épilepsie, chez un troisième à une perversion morale plus ou moins prononcée, etc. Inversement, des causes fort différentes peuvent donner lieu à une même lésion.

Les classifications basées sur la symptomatologie

sont fort nombreuses; tantôt elles sont des plus complexes, tantôt elles se bornent à être de simples énumérations. Nous ne voyons pas l'utilité de les reproduire ici.

***

Nous allons d'abord énumérer et décrire rapidement les différents types d'anormaux psychiques; nous essaierons ensuite de les grouper de la façon, sinon la plus scientifique, du moins la plus simple et la plus pratique. Ces anormaux comprennent (1) :

1° *Les idiots;*
2° *Les imbéciles;*
3° *Les arriérés intellectuels;*
4° *Les instables;*
5° *Les asthéniques;*
6° *Les épileptiques;*
7° *Les hystériques;*
8° *Les neurasthéniques;*
9° *Les subnormaux;*
10° *Les vicieux ou amoraux;*

1° Idiots. — La meilleure définition de l'idiotie, c'est-à-dire la plus simple et la plus complète, nous paraît avoir été donnée par le docteur Thulié. Pour cet auteur « l'idiotie est un arrêt de développement de l'encéphale qui peut se produire soit dans la vie intra-utérine, soit après la naissance, et avoir

(1) Certains troubles morbides organiques; en particulier les *végétations adénoïdes* et le *myxœdème*, présentent avec l'état psychique des anormaux des rapports étroits. Leur étude sera faite plus loin à propos de l'étiologie.

pour cause l'hérédité ou une maladie quelconque; cet arrêt de développement est caractérisé par l'absence ou la diminution des fonctions intellectuelles, affectives, sensitives et motrices, accompagnées ou non de perversion des instincts (1)».

Les idiots occupent le plus bas degré de l'échelle des anormaux. On peut distinguer, avec le docteur Bourneville :

a) L'idiotie absolue ou *idiotie du premier degré,* dans laquelle la marche, la préhension, la parole, l'attention sont nulles, et la vue, l'ouïe, l'odorat, le goût, le toucher semblent absents; les idiots de cette catégorie sont des êtres en quelque sorte végétatifs.

b) L'idiotie profonde ou *idiotie du second degré,* qui se distingue de la précédente par l'existence du mouvement, la possibilité de la marche et de la préhension.

Nous n'insistons pas sur les symptômes de l'idiotie, bien caractérisés et bien connus, que l'on trouve dans tous les Traités de médecine. On a décrit un certain nombre de variétés cliniques, dont la plupart correspondent à des lésions cérébrales nettement définies : l'idiotie hémiplégique, l'idiotie diplégique, l'idiotie athétosique, l'idiotie méningitique, l'idiotie méningo-encéphalitique, l'idiotie mongolienne, l'idiotie myxœdémateuse, l'idiotie polysarcique, l'idiotie hydro-

---

(1) Cette définition montre bien la différence qui existe entre l'idiotie et la démence, et qui a été établie pour la première fois par Esquirol lorsqu'il disait : « l'homme en démence est privé des biens dont il jouissait autrefois, c'est un riche devenu pauvre ; l'idiot a toujours été dans l'infortune et la misère ».

céphalique, l'idiotie microcéphalique, l'idiotie épileptique, l'idiotie familiale amaurotique.

* * *

2° Imbéciles. — Ils diffèrent des idiots en ce que leurs tares sont moins profondes. Chez eux, en effet, les facultés intellectuelles persistent, quoique bien incomplètes; la parole existe, mais les troubles de prononciation sont fréquents; les sens sont ordinairement intacts, mais peu délicats. Les infirmités physiques, si fréquentes chez les idiots, sont beaucoup plus rares chez les imbéciles.

Pour certains auteurs, l'imbécillité ne serait que le degré le plus léger de l'idiotie; pour d'autres, en particulier pour le docteur Sollier, ce sont là deux états bien différents l'un de l'autre. « Tous les idiots, dit-il, présentent des lésions cérébrales, tandis que les imbéciles n'en offrent pas. L'imbécillité est probablement due à un trouble fonctionnel, mais non à une lésion organique des centres nerveux (1). »

* * *

3° Arriérés intellectuels. — Ils ont encore été désignés sous le nom de *faibles d'esprit*. Mais cette appellation nous semble moins précise que la première. Le mot *d'arriérés* correspond au *zurückgebliebene* des Allemands, au *feeble minded* des Anglais (2).

(1) SOLLIER : L'idiotie et l'imbécillité au point de vue nosographique. *Revue de neurologie*, 1894.

(2) Les Américains comprennent sous ce nom de *feeble minded* non seulement les arriérés, mais aussi les idiots et les imbéciles.

Ce type est assez facile à définir. L'arriéré intellectuel est un *enfant qui, sans être idiot, ni imbécile, présente cependant un retard assez marqué du développement de ses facultés intellectuelles, comparativement à celui d'autres enfants du même âge.*

Nous n'entendons, par cette définition, qu'exprimer le degré d'infériorité intellectuelle des arriérés; nous ne voulons nullement dire que leur état mental soit analogue à celui d'enfants normaux plus jeunes.

S'il en était ainsi, les méthodes ordinaires d'enseignement pourraient leur être appliquées; seulement ils se trouveraient, chaque année, une, deux, ou trois classes au-dessous de celles correspondant à leur âge, et, pour arriver au degré d'instruction des enfants normaux qui sortent de l'école à treize ans, il leur faudrait une, deux, ou trois années de plus.

Mais il en est tout autrement. Le cerveau d'un arriéré n'est pas comparable à celui d'un normal plus jeune. Au retard dans le développement de son état mental s'ajoutent, ainsi que l'ont fait remarquer MM. Binet et Simon (1), une rupture d'équilibre de ses facultés intellectuelles et un tour spécial, difficile à définir, dans sa manière de comprendre, de raisonner, d'imaginer. Et c'est précisément là ce qui fait l'impossibilité pour ces enfants de s'adapter au milieu scolaire normal.

Un auteur allemand, Carl Hammarberg, avait d'ailleurs, en 1895, cherché à donner un contrôle anatomo-pathologique à cette théorie. Il avait mon-

---

(1) Binet et Simon : *Les enfants anormaux*, 1907, p. 18 et suivantes.

tré, par ses premiers travaux, et cela correspond parfaitement à ce que nous venons de dire, que certaines parties de l'écorce cérébrale se trouvent, chez les arriérés, dans un stade de développement correspondant chez les normaux à une époque déterminée de la vie fœtale ou de la toute première enfance, et que les cellules corticales sont diminuées dans leur nombre.

La mort est malheureusement venue interrompre ces intéressantes recherches, qui allaient à l'encontre de l'opinion soutenue par le docteur Sollier, lequel prétend, comme nous l'avons dit plus haut, que les imbéciles, et à plus forte raison sans doute les arriérés, ne présentent pas de lésions organiques cérébrales.

L'arriération intellectuelle, à moins qu'elle ne soit trop accentuée, passe le plus souvent inaperçue dans la famille, tant que l'enfant ne va pas à l'école. Le milieu scolaire est, en quelque sorte, la pierre de touche qui révèle cet état d'infériorité. Au milieu d'enfants normaux, l'arriéré se distingue facilement.

Paisiblement assis sur son banc, incapable de fixer longtemps son attention, il ne retire de l'enseignement que peu ou pas de profit et sort de la classe à peine plus avancé qu'à son entrée. Certains exercices intéressent cependant plus particulièrement les arriérés: gymnastique, dessin, couture.

Au point de vue moral, l'arriéré est en général doux, affectueux, obéissant.

*
* *

4° Instables. — Ce sont ces enfants que leurs parents qualifient de *nerveux*, leurs maîtres d'*indisciplinés*, et leurs camarades de *toqués*. Pourvus d'une intelligence suffisante, mais ne prêtant aux leçons qu'une attention fugitive, ils font peu de progrès. Leur instabilité est non seulement mentale, mais aussi physique; toujours en l'air, bavardant sans cesse et même à haute voix, ils sont en classe une cause de trouble continuelle. Souvent ils ne se contentent pas d'être turbulents; ils sont emportés et méchants.

Quelques-uns présentent, pour certaines matières du programme ou même pour une seule, des aptitudes tout à fait spéciales, et parfois même brillantes. Ce sont, suivant l'expression des docteurs Magnan et Legrain, des « petits prodiges partiels ».

⁂

5° Asthéniques. — Ils sont tout l'opposé des instables. Ils passent en classe complètement inaperçus. Ce qui domine chez eux, c'est une inertie profonde, aussi bien mentale que physique; rien ne les intéresse, pas plus les leçons que les jeux. Ils sont insensibles aux punitions comme aux récompenses.

N'est-ce pas là de la neurasthénie? a-t-on dit. Nous ne le croyons pas. Si cette asthénie de l'enfant se rapproche, par certains symptômes de la neurasthénie de l'adulte, elle en diffère totalement par ses causes. Le neurasthénique est un surmené; sa fatigue nerveuse résulte d'efforts excessifs. L'asthénique, au contraire, ne s'est jamais surmené, étant incapable d'effort; sa fatigue est, pour ainsi dire, congénitale.

Ces enfants sont fréquemment des *mélancoliques :* leurs yeux s'emplissent de larmes, sans aucun motif, et reflètent continuellement la souffrance de vivre; des idées de suicide hantent leurs cerveaux affaiblis. On en voit « qui se tuent à l'âge où l'idéal des autres est de jouer aux barres et au cheval fondu (1) ».

Ce sont ces asthéniques qui sont particulièrement traités de mauvais élèves, de cancres. Nous reviendrons plus loin sur cette question des paresseux.

❁
❁ ❁

6° Epileptiques. — L'épilepsie est, chez l'enfant, beaucoup plus fréquente qu'on ne le croit, du moins dans le milieu extra-médical. Dans ce dernier, en effet, le mot d'épilepsie est synonyme de crise épileptique. Or, la crise est une manifestation assez rare de l'épilepsie infantile, laquelle revêt surtout des formes frustes, qui, d'ailleurs, ne sont pas les moins graves ; c'est là ce qui explique que les enfants atteints de cette névrose peuvent quand même fréquenter régulièrement l'école.

Ces paroxysmes incomplets de l'épilepsie, sur lesquels on ne saurait trop attirer l'attention des instituteurs, se présentent sous des aspects très variés. *L'absence,* forme des plus simples et des plus fréquentes, est constituée par une fixité subite du regard, accompagnée de pâleur de la face; l'enfant « est dans la lune », comme on dit vulgairement.

---

(1) Maurice de Fleury : *Le corps et l'âme de l'enfant,* 1906, p. 238.

Cela dure quelques secondes, et l'écolier reprend son travail, sans s'être aperçu de rien.

Le *vertige* accompagne souvent l'absence; si l'enfant est debout, on le voit chanceler, chercher à s'asseoir et même parfois tomber.

D'autres fois, ces manifestations larvées de l'épilepsie infantile se caractérisent par des *impulsions* subites et violentes ; tantôt l'enfant prononce des paroles grossières, tantôt il injurie ses maîtres; ou bien il frappe brutalement ses camarades, il déchire ses vêtements.

Des *actes illogiques inconscients* ont aussi été signalés; c'est ainsi qu'on a cité le cas d'une écolière de onze ans, reconnue épileptique, qui, au milieu de la classe, se levait subitement, allait toucher la fenêtre et revenait à sa place.

Mentionnons enfin ce que l'on a désigné sous le nom d'*états post-paroxystiques*. Certains enfants, paraissant habituellement normaux, présentent, de jours à autres, une sorte d'obnubilation intellectuelle; le maître s'aperçoit, sans qu'il puisse en attribuer la cause à autre chose qu'à la paresse, qu'ils ne sont pas comme d'habitude. Ce sont des épileptiques atteints de crises nocturnes; et c'est au lendemain de ces attaques que leur intelligence se trouve ainsi obscurcie.

L'épilepsie de l'enfant, comme celle de l'adulte d'ailleurs, peut revêtir un grand nombre d'autres formes incomplètes. Nous n'avons décrit ici que les manifestations mentales de cette névrose, qui seules rentrent dans le cadre de notre étude.

A côté de ces troubles paroxystiques et postparoxystiques, quelques auteurs ont signalé des troubles permanents, qui constitueraient par leur association ce qu'ils ont appelé le *caractère épileptique*. L'enfant serait alors irritable, sujet à des accès de fureur, égoïste, entêté, capricieux, sans suite dans les idées. Nous ne croyons pas que ce soit là une mentalité propre à l'épileptique. Ces altérations des sentiments, ces perversions des instincts se retrouvent, à un degré plus ou moins accentué, chez tous les névropathes, épileptiques ou non. Les explosions de colère existent bien chez l'épileptique, comme nous l'avons dit plus haut, mais à titre d'état paroxystique.

Signalons enfin que l'épilepsie peut ne s'accompagner d'aucun trouble des facultés psychiques; mais le fait est assez rare.

° °
° °

7° **Hystériques.** — On sait sous quelles formes aussi nombreuses que variées l'hystérie peut se présenter chez l'adulte; ce polymorphisme se retrouve de même chez l'enfant. Nous n'avons à nous occuper ici que des manifestations psychopatiques de cette névrose. Rares avant l'âge de huit ans, elles apparaissent surtout de onze à treize ans.

La forme la plus simple et aussi la plus fréquente est uniquement constituée par des troubles du caractère, dont le plus caractéristique est une *vanité* excessive; le petit hystérique possède au plus haut point le besoin de paraître. C'est dans le but de se rendre intéressant qu'il invente les mensonges à la fois les plus extravagants et les mieux combinés (*mythomanie*).

La *versatilité* est un autre point dominant de l'état mental de ces enfants : on les voit passer brusquement et sans motif de la joie à la colère, du rire aux larmes; leurs sentiments à l'égard de leurs camarades ou de leurs parents sont extrêmement changeants.

L'*égoïsme*, la *jalousie* se rencontrent presque toujours chez eux.

Les accidents décrits sous le nom de *terreurs nocturnes* appartiennent le plus souvent au domaine de l'hystérie.

Ces différents troubles sont parfois poussés à un degré excessif et caractérisent alors les formes moyennes de la névrose.

Aux formes graves appartiennent les *phénomènes somnambuliques*, les *troubles délirants* (délire religieux, délire de la persécution, hallucinations).

Le niveau intellectuel, particulièrement dans les formes légères, est assez élevé, quoique la mémoire ne soit pas très brillante.

Le diagnostic de l'hystérie chez l'enfant n'est pas toujours bien aisé à faire, d'autant plus que les stigmates caractéristiques qui existent chez l'adulte (anesthésies, hyperesthésies, points hystérogènes, rétrécissement concentrique du champ visuel, etc.) manquent ici le plus souvent, ou sont d'une observation difficile. Cependant, par un examen complet de l'enfant, par un interrogatoire des parents et des maîtres, on arrivera presque toujours à reconnaître cette névrose.

*
* *

8° Neurasthéniques. — Nous avons vu plus haut que la plupart des cas signalés de neurasthénie infantile doivent être plutôt rapportés à l'asthénie, et nous avons distingué ces deux états.

Cette *maladie du surmenage* existe cependant chez l'enfant, mais seulement vers l'âge de douze à treize ans, à l'époque de la préparation aux examens du certificat d'études primaires. Elle est caractérisée, comme chez l'adulte, par une dépression cérébrale : la volonté est affaiblie, l'attention moins facile, la compréhension plus lente. L'insomnie est la règle; la céphalée est très fréquente.

*
* *

9° Subnormaux. — Les différents types d'anormaux que nous venons de décrire sont assez facilement distingués d'avec les normaux. Mais, entre les premiers et les seconds, il existe de nombreux cas intermédiaires, moins nettement caractérisés et que les docteurs Jean Philippe et G. Paul-Boncour ont rangé sous le nom de subnormaux. « Loin d'avoir une mentalité et un système nerveux intacts, écrivent ces auteurs, ils sont déjà touchés : pas assez pour être de francs anormaux, et cependant assez pour n'être plus de vrais normaux (1) ».

(1) JEAN PHILIPPE et G. PAUL-BONCOUR : *Les anomalies mentales chez les écoliers*, 1905, p. 99.

Cette distinction ne sera à faire qu'à propos des arriérés, des instables et des asthéniques, les lignes de démarcation entre l'état mental dévié au minimum de certains de ces anormaux et l'état mental régulier des normaux ne pouvant être tracés d'une façon précise. La question ne se pose pas, au contraire, pour les autres anormaux : on est épileptique, ou on ne l'est pas; on est idiot, ou on ne l'est pas, etc,

Quoi qu'il en soit, et c'est là ce qu'il faut retenir, les subnormaux doivent être, au point de vue du traitement, assimilés aux anormaux.

10° Vicieux ou amoraux. — Les troubles mentaux portent, chez ces enfants, non plus sur les facultés intellectuelles, mais sur les facultés morales, sur les instincts. Les types de ce groupe sont nombreux : ce sont des enfants menteurs, voleurs, cruels, onanistes, etc. Il est inutile d'insister davantage sur ces perversions du sens moral qui sont facilement reconnues, leurs manifestations n'étant, hélas! que trop objectives.

La description rapide, mais pourtant complète, que nous venons de donner des anormaux, n'est guère qu'une sorte de schéma analytique. En réalité, les cas purs sont plutôt rares; ce que l'on voit surtout, ce sont des formes mixtes.

Les idiots sont fréquemment épileptiques, et la

plupart d'entre eux, comme d'ailleurs aussi la majorité des imbéciles, sont des vicieux. Les arriérés sont tantôt instables, tantôt asthéniques. L'hystérie s'associe souvent à l'instabilité. Un enfant peut être à la fois arriéré, instable, épileptique et vicieux; etc.

Ces associations peuvent cependant se schématiser dans les deux types suivants que l'on rencontre le plus fréquemment :

1° Arriération intellectuelle + asthénie;

2° Instabilité + perversion morale, avec ou sans névrose (épilepsie ou hystérie).

Il est une question qui touche si intimement à celle des anormaux que nous ne pouvons aller plus loin sans essayer de la résoudre : c'est la question des *paresseux*.

Depuis que l'on s'occupe des anormaux, on s'est parfaitement rendu compte, les médecins tout au moins, qu'un grand nombre d'écoliers, considérés par leurs parents et leurs maîtres comme des paresseux, ne sont que des malades, et qu'il faut remplacer à leur égard les punitions par des médicaments et des préceptes hygiéniques. C'est surtout dans le groupe des asthéniques que se rencontrent ces enfants qui *ne peuvent pas apprendre*.

Mais à côté d'eux, a-t-on dit, il y a les bien portants qui *ne veulent pas apprendre*. Tout d'abord, on ne peut affirmer la parfaite santé d'un enfant qu'après un examen médical complet de son état physique et mental, lequel n'est généralement pas fait, le sujet paraissant normal. Si on le pratiquait, on trouverait le plus souvent chez cet enfant quelque tare, cause non apparente d'une diminution de son énergie vitale, d'un affaiblissement, sinon d'une paralysie complète, de sa volonté.

Admettons même que l'on ne trouve rien. L'enfant doit-il alors être rendu responsable de sa paresse et puni? Pas encore. Ce qu'il faut incriminer, ce sont les programmes et la méthode de notre enseignement. Nous reviendrons plus loin sur ce point important. Disons seulement ici que si certains écoliers trouvent peu d'attraits dans ces programmes et boudent cette méthode, ils n'ont pas tous les torts. Nous convenons qu'ils sont anormaux, puisque les procédés pédagogiques qui conviennent à la majorité des écoliers les trouvent rebelles, ces procédés n'étant d'ailleurs pas eux-mêmes des plus normaux; mais on ne doit les déclarer paresseux que si, après avoir employé une méthode plus individuelle et plus rationnelle — ces épithètes caractérisant la méthode normale d'enseignement, — on reconnaît qu'ils n'ont de goût pour aucun travail, intellectuel ou manuel. Mais nous n'en sommes pas encore, malheureusement, à la vérification de ce critérium.

En raison des différentes considérations que nous venons d'exposer, il nous est donc impossible d'affirmer l'existence de vrais paresseux, de paresseux — qu'on nous permette le mot — *idiopathiques*. Concluons par cette phrase de Falkenberg, qui

résume parfaitement ce que nous venons de dire :
« L'expérience m'a appris que l'indolence chez les
jeunes gens est chose si contraire à leur besoin natu-
rel d'activité, qu'à moins d'être l'effet d'une mauvaise
direction, c'est presque toujours la marque de quelque défaut constitutionnel. »

*
* *

Les anormaux étant ainsi bien définis, il nous
faut les présenter en un groupement à la fois simple
et pratique, c'est-à-dire qui, d'une part, permettra
d'en classer les divers types d'une façon aussi précise
que possible, et, d'autre part, répondra au but final
de toute étude de ces anormaux, nous voulons parler du traitement.

Pour cela, nous avons eu recours à la méthode
d'observation : en nous basant sur ce qu'il nous a
été donné de voir aux consultations du *Dispensaire
médico-pédagogique municipal* de la ville de Lyon,
nous sommes arrivé aux considérations que nous
allons exposer.

Les anormaux psychiques trouvent tous leur place
dans les deux grandes catégories suivantes : anormaux **arriérés** et anormaux **non arriérés** (1).

Les premiers peuvent se diviser, suivant le degré
de leur arriération, en arriérés profonds, moyens et
légers.

Les *arriérés profonds* sont constitués par les idiots

(1) Ce sont presque exclusivement ceux-ci que l'on rencontre dans
l'enseignement secondaire.

et les imbéciles, qui forment un groupe parfaitement délimité ; ces anormaux ne se rencontrent, sinon jamais, du moins qu'exceptionnellement dans les écoles.

Les *arriérés moyens* et les *arriérés légers* sont tantôt calmes (*asthéniques*), tantôt agités (*instables*), que leurs troubles intellectuels s'accompagnent ou non de perversions morales.

Les anormaux de la seconde catégorie, les non arriérés, comprennent en première ligne les *pervertis purs* ou anormaux moraux, et en seconde ligne les *instables purs;* ces deux types se combinent d'ailleurs le plus souvent pour donner les *instables-pervertis.*

Avec ces divers troubles psychiques coexistent, à titre de causes aggravantes ou déterminantes, des *troubles organiques* (troubles de la vue ou de l'ouïe, végétations adénoïdes, myxœdème) ou des *névroses* (épilepsie, hystérie, neurasthénie).

Nous reproduisons ci-dessous, sous forme de tableau, cette classification, que nous appellerons *médico-pédagogique* :

Anormaux psychiques				
Arriérés	Profonds	Idiots. Imbéciles.		
	Moyens ou légers	Pervertis	Agités (instables). Calmes (asthéniques).
		Non per-vertis	Agités (instables). Calmes (asthéniques).
Non arrié-rés	Instables. Pervertis. Instables-pervertis.			

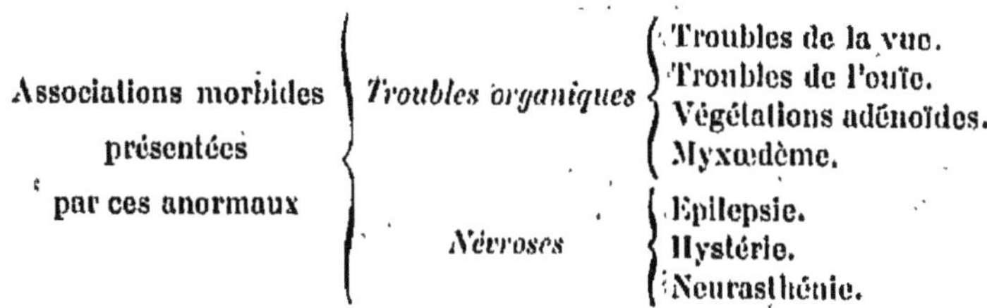

Les différentes variétés d'anormaux dont nous avons donné la description trouvent toutes, ainsi que l'on peut s'en rendre compte, leur place dans ce tableau. Le mot de *subnormaux* n'y figure cependant pas, et il est facile de comprendre pourquoi. Cette épithète s'applique, en effet, ainsi que nous l'avons vu, à plusieurs types d'anormaux dont la caractéristique commune est uniquement d'être anormaux au plus léger degré possible. Elle ne comporte donc aucune précision, et il ne suffira pas de désigner un enfant par cette appellation pour le définir et le classer; il faudra dire s'il est arriéré, instable ou asthénique, en faisant suivre ces termes des adjectifs léger ou très léger.

*
* *

En outre des divers troubles mentaux qui caractérisent les différentes variétés d'anormaux et qui constituent toute leur symptomatologie, on a décrit des signes physiques qui leur seraient communs; nous voulons parler des *stigmates de dégénérescence*.

De nombreux volumes ont été écrits, particulièrement par les criminalistes, sur cette question des stigmates. Sans vouloir la reprendre ici, nous ne pouvons cependant pas la passer complètement sous silence.

Rappelons rapidement les principaux *stigmates anatomiques* de dégénérescence :

I. — *Crâne :*

    1. Asymétrie.
    2. Macrocéphalie.
    3. Microcéphalie.

II. — *Face :*

    1. Asymétrie.
    2. Anomalies oculaires : inégalité pupillaire; coloration différente des iris.
    3. Anomalies auriculaires : adhérence du lobule; déformations du pavillon; oreilles en anse.
    4. Anomalies dentaires, portant sur la forme, le volume, le nombre et l'implantation des dents.
    5. Voûte palatine ogivale.
    6. Prognathisme.

III. — *Thorax :*

    Asymétrie.

IV. — *Membres :*

    1. Polydactylie.
    2. Syndactylie.

V. — *Organes génitaux :*

    1. Microrchidie.
    2. Cryptorchidie

3. Phimosis.
4. Hypospadias.
5. Pseudo-hermaphrodisme.

VI. — *Peau :*

1. Nævi.
2. Pigmentation anormale.

Le problème qui se pose ici est de savoir si l'existence d'un ou de plusieurs de ces stigmates chez un enfant peut suffire à le faire déclarer anormal.

Nous résumons, à cet égard, notre opinion dans les propositions suivantes :

1° Les stigmates anatomiques de dégénérescence se rencontrent très fréquemment chez les anormaux;

2° Ils ne sont cependant pas complètement pathognomoniques : on peut noter leur présence chez des enfants normaux, comme aussi les voir manquer chez des anormaux;

3° Ils accompagnent surtout chez ces derniers les anomalies mentales congénitales;

4° C'est pourquoi ils ne font qu'exceptionnellement défaut chez les idiots;

5° Il y a une proportion directe entre leur plus ou moins grand nombre chez un même anormal et le degré de profondeur de ses tares mentales;

6° Les stigmates que l'on voit le plus fréquemment chez les anormaux sont les stigmates craniofaciaux.

On a également décrit des *stigmates physiologiques,* tels que le strabisme, le bégaiement, l'incontinence d'urine, etc. Nous ne pouvons à leur égard que répéter ce que nous venons de dire pour les stigmates physiques (1).

Les seuls stigmates caractéristiques sont les *stigmates psychiques*, auxquels nous avons consacré la plus grande partie de ce chapitre.

Nous allons maintenant montrer quel intérêt primordial s'attache à cette question des anormaux.

(1) Toutes ces assertions sur les stigmates de dégénérescence chez les anormaux peuvent être répétées chez les criminels.

CHAPITRE II

Nécessité de résoudre le problème des anormaux. Les anormaux dans le milieu scolaire et dans le milieu social. Statistiques.

Point n'est besoin de longues dissertations pour prouver que les anormaux ne sont pas à leur place dans les écoles ordinaires, où, comme le dit excellemment M. Baguer, dans son *Rapport à M. le directeur de l'Enseignement primaire du département de la Seine*, « ils n'ont rien à prendre que le sentiment de leur infériorité relative, l'habitude du découragement, de la désespérance, ou peut-être de la révolte ».

Les arriérés ne retirent aucun profit de l'enseignement qui leur est donné; les maîtres ne pouvant s'occuper d'eux spécialement, ils perdent leur temps et souvent leur santé.

Les instables, tout au moins les instables purs, quoiqu'ils soient d'une intelligence moyenne, ne bénéficient guère non plus des leçons qu'ils écoutent, ou plutôt qu'ils n'écoutent pas; étant, d'ailleurs, en classe, un sujet de trouble permanent, ils passent, en pénitence dans les couloirs, la plus grande partie de leur temps.

Quant aux pervertis, ils sont, par leurs exemples et leurs accès de brutalité, un danger sérieux pour leurs camarades. Même s'ils sont intelligents, ils font cependant de mauvais élèves, changeant continuellement d'école et finissant par ne plus y aller du tout.

Nous dirons même plus: l'école, loin d'être utile à tous ces dégénérés, aggrave même souvent leurs tares mentales. Cela est surtout vrai pour les subnormaux, qu'elle transforme fréquemment en anormaux. Nous aurons d'ailleurs l'occasion de revenir plus longuement sur ce point.

* *
*

La question ne s'arrête même pas là. Une fois sorti de l'école, l'enfant anormal ne s'adapte pas davantage au milieu social qu'il ne s'est adapté au milieu scolaire; et cette fois, le danger est autrement grand.

Le problème de *l'enfance anormale* est uni, en effet, par les liens les plus étroits, à celui de *l'enfance coupable*, et leurs solutions doivent être cherchées dans le même sens.

C'est parmi les anormaux que se recrute cette armée des vagabonds, des voleurs, des souteneurs et des assassins de seize ans, dont les journaux nous content chaque jour les exploits et dont le nombre augmente de plus en plus.

Les enfants que nous avons appelés anormaux

moraux ne font que mettre en action dans la société les aptitudes naturelles qu'ils montraient à l'école. S'organisant en de véritables associations, les plus intelligents deviennent chefs de bande, et ceux d'un niveau inférieur occupent des emplois de moindre importance.

A leur contact, les arriérés qui n'étaient pas pervertis le deviennent rapidement, leur cerveau étant un terrain où l'ivraie pousse plus facilement que le bon grain, et la volonté leur manquant pour l'en arracher.

Quant aux filles, elles se livrent naturellement ou sont entraînées à la prostitution. On peut dire sans exagération que toutes les prostituées mineures — celles de bas-étage, entendons-nous — ont été des anormales pendant leur vie scolaire. Esquirol et Parent-Duchâtelet avaient signalé chez elles la fréquence de la débilité mentale. Nous avons fait nous-même des remarques analogues pendant les six mois que nous avons passés comme externe dans le service des *Chazeaux.*

Tous ces anormaux n'attendent pas d'ailleurs d'avoir quinze ou seize ans pour mal tourner. Aux âmes mal nées, pourrions-nous dire, le vice n'attend pas le nombre des années.

De bonne heure, ils se perfectionnent dans l'art du vol, première étape sur la route du crime .

Ces assertions ont été vérifiées par les recherches d'un certain nombre de médecins.

Les uns ont suivi des enfants anormaux après leur scolarité : la plupart ne tardent pas à échouer à la prison. Les autres ont examiné les enfants enfermés dans les établissements pénitentiaires: la grande majorité sont des anormaux.

Anormaux aussi sont les enfants qui se suicident, le suicide n'étant, d'ailleurs, qu'une des formes de la criminalité.

La criminalité juvénile — voilà, certes, deux mots qui nous attristent profondément — augmente dans des proportions inquiétantes, ainsi que le prouvent les statistiques du Ministère de la Justice. Nous trouvons, en effet, pour les mineurs déférés aux tribunaux correctionnels (1), les chiffres suivants:

De 1831 à 1835. . . . { 9.732 mineurs de 21 ans ; 2.783 mineurs de 16 ans.

De 1887 à 1895. . . . { 43.503 mineurs de 21 ans ; 8.118 mineurs de 16 ans.

Pendant l'année 1896 . . { 34.348 mineurs de 21 ans ; 7.683 mineurs de 16 ans.

En ce qui concerne les suicides, les chiffres ne sont pas moins éloquents. C'est ainsi qu'on trouve:

En 1839 . . . . { 132 mineurs de 21 ans ; 20 mineurs de 16 ans.

En 1901 . . . . { 420 mineurs de 21 ans ; 82 mineurs de 16 ans.

Ces chiffres sont d'ailleurs au-dessous de la vérité, les parents attribuant dans bien des cas la mort

(1) Les chiffres de la Cour d'assises, diminués de plus en plus par la correctionnalisation, n'ont plus une signification suffisante pour pouvoir entrer en ligne de compte.

volontaire de leurs enfants à une cause accidentelle; et que de tentatives de suicides qui restent ignorées de la police!

*
* *

Ce sont ces mêmes enfants délinquants ou criminels que l'on retrouve adultes dans les prisons et dans les bagnes. Leurs tendances antisociales ne font que s'épanouir de plus en plus, à mesure que s'accroît la complexité du milieu dans lequel ils doivent vivre.

A côté de ces anormaux qui deviennent une menace pour la société, il en est d'autres qui tombent à sa charge, leurs tares mentales, aggravées par un alcoolisme précoce, les conduisant dans les asiles d'aliénés.

Un certain nombre d'anormaux non arriérés, les uns même d'une intelligence supérieure, deviennent dans la vie des *originaux*, des *excentriques*, des *demi-fous*. « Ils se distinguent des sains d'esprit, écrit M. le professeur Grasset, en ce qu'ils sont psychiquement malades, et des fous en ce qu'ils conservent un certain degré de conscience et de raison (1). » Les uns restent ainsi toute leur vie, causant par leurs bizarreries et leur mauvais caractère le malheur de leur entourage, lorsqu'ils ne deviennent pas, par occasion, des criminels; cette demi-folie aboutit chez d'autres à la démence complète.

MM. Binet et Simon ont protesté — et ils sont sans doute les seuls à l'avoir fait — contre cette idée

(1) GRASSET : *Demi-fous et demi-responsables*, 1907.

de voir dans les anormaux *les fous et les criminels de demain.* « Ceux qui croient que les anormaux, écrivent ces auteurs, sont destinés à devenir des fous sont autant dans la fantaisie que ceux qui prétendent que les anormaux deviennent des délinquants. La vérité est qu'on l'ignore complètement, parce qu'on a sans cesse reculé devant une enquête qui promet d'être aussi longue que pénible (1). »

Il est parfaitement vrai qu'une enquête générale et complète n'a pas encore été faite à ce sujet. Mais les quelques recherches qui ont été effectuées suffisent à montrer les rapports étroits qui unissent entre eux les anormaux, les criminels et les fous.

En ce qui concerne ces derniers, Esquirol s'exprimait ainsi : « Presque tous les aliénés confiés à mes soins avaient offert quelques irrégularités dans leurs fonctions intellectuelles dès la première enfance; les uns avaient un orgueil excessif, les autres étaient coléreux, tristes, ou d'une gaîté ridicule; quelques-uns d'une instabilité désolante. » Qu'étaient-ce que que ces enfants, sinon des anormaux?

De même, les renseignements qui ont pu être recueillis sur l'enfance de certains grands criminels ont montré que ces derniers avaient manifesté leurs mauvais instincts dès leur plus jeune âge (1).

Cette question de criminologie touche étroitement

(1) Binet et Simon : *Les enfants anormaux,* 1907.

(2) Rappelons aussi que certains personnages historiques, Caligula, Caracalla, Commode, Néron, Charles IX, Louis XI, pour ne citer que ceux-là, dont la cruauté est légendaire, montraient déjà, dès leur enfance, une excessive férocité.

au problème de la responsabilité pénale. Nous ne voulons pas, sur ce point, entrer ici dans de longs détails, ce qui nous entraînerait beaucoup trop loin. Nous dirons seulement qu'il est de toute nécessité et de toute justice, avant de juger un criminel, de rechercher, à moins que son irresponsabilité ne soit tout à fait évidente, si des troubles psychiques n'ont pas caractérisé son enfance. Et pour avoir, à cet égard, des renseignements précis et vraiment impartiaux, il n'y a qu'un moyen: c'est l'établissement pour chaque anormal d'une *fiche médico-pédagogique* détaillée, confidentielle cela va sans dire, et qui permettrait au magistrat instructeur de doser, en quelque sorte, le degré de responsabilité de ce dégénéré devenu coupable. Si ce vœu se réalise un jour, on aura alors la preuve, sans discussion possible, que la majorité des criminels sont des irresponsables et que le degré de leur irresponsabilité est directement proportionnel à la monstruosité de leur forfait.

Il ne faudrait cependant pas croire, d'après ce que nous venons de dire, que nous admettions la théorie du *criminel-né* de Lombroso. L'irresponsabilité que nous accordons aux criminels n'implique nullement l'idée de fatalité. Nous pensons au contraire que la société peut beaucoup pour empêcher sinon la totalité, du moins une grande partie des anormaux, qui eux sont, pour la plupart, des *dégénérés-nés*, de devenir des criminels.

Toutes les considérations que nous venons d'exposer sur la situation des anormaux soit dans le milieu scolaire, soit dans le milieu social, montrent suffisamment quels sont les devoirs de la société vis-à-vis de ces *malheureux malgré eux*, qui ne sont, en effet, pour rien dans l'état d'infériorité où ils se trouvent, ainsi que nous le verrons plus loin dans le chapitre consacré à l'étiologie.

Ces devoirs se résument en deux mots: *éducation* et *assistance* : éducation spéciale évidemment, appropriée à l'état mental particulier de ces enfants, et assistance pour tous ceux qui ne retireront pas de cette méthode une amélioration suffisante pour leur permettre de gagner leur vie.

Le but à viser est donc la transformation de ces êtres inutiles et dangereux en travailleurs honnêtes. Nous consacrerons notre dernier chapitre à montrer ce que l'on doit faire pour cela. Il nous suffit ici d'avoir posé le principe de la nécessité de faire quelque chose.

*
* **

Le nombre considérable des anormaux est un argument de plus en faveur de la cause que nous défendons. Jusqu'à ces dernières années, il n'existait en France aucune statistique relative à ces enfants. Nous possédons aujourd'hui des documents généraux, émanant du Ministère de l'Intérieur et du Ministère de l'Instruction publique, et des statistiques locales, fournies par certaines villes, comme Lyon et Bordeaux.

La première en date de ces enquêtes officielles fut faite, en avril 1905, sur l'initiative d'une Commission spéciale nommée par M. le Ministre de l'Instruction publique, en vue d'étudier les méthodes qu'il conviendrait d'appliquer à l'éducation des anormaux. Cette Commission, sur laquelle nous aurons d'ailleurs à revenir, a, dans le but de connaître le nombre et la répartition par catégories de ces enfants, établi des tableaux à remplir. Les enquêtes, faites par les soins des administrations municipales et académiques, ont porté sur les enfants de deux à treize ans fréquentant les écoles publiques ou privées, sur ceux qui n'allaient dans aucune école et sur ceux enfin qui se trouvaient dans des établissements hospitaliers, laïques ou congréganistes. Les *arriérés pédagogiques* ne devaient pas être considérés comme anormaux.

Sur une population de 5.015.416 enfants se trouvant dans les conditions énumérées ci-dessus, on a trouvé, pour toute la France, 31.791 anormaux répartis de la façon suivante :

Aveugles	1.008 garçons +	790 filles =	1.858
Sourds-muets	2.161 —	+ 2.188 — =	4 349
Anormaux médicaux (1) .	4.696 —	+ 3.288 — =	7.984
Arriérés	8.336 —	+ 5.864 — =	14 200
Instables	1.833 —	+ 1 843 — =	3.400

Si nous enlevons de ce total de 31.791 anormaux, les 1.858 aveugles et les 4.349 sourds-muets, nous

(1) Sous cette appellation étaient compris les idiots, crétins, imbéciles, épileptiques, hystériques, choréiques, paralytiques, hémiplégiques, etc., ainsi que les enfants atteints de perversion des instincts.

obtenons le chiffre de 25,584 anormaux psychiques, dont 14,887 garçons et 10,697 filles.

Nous comptons comme quantité négligeable les quelques paralytiques ou hémiplégiques qui ont pu être compris dans le groupe des anormaux médicaux.

Tous ces chiffres sont fort au-dessous de la réalité. En effet, Paris n'a fourni aucun renseignement en ce qui concerne les anormaux de ses écoles publiques, et sur 824 écoles privées existant dans la capitale, 285 n'ont envoyé aucune réponse; 10 communes de la banlieue parisienne n'ont également fourni aucune indication, de même que 20 communes du département de la Manche; Bordeaux est resté muet en ce qui concerne ses écoles privées. En outre, dans cette statistique, ne figurent pas les anormaux des lycées et collèges, ceux de l'Assistance publique et des œuvres privées, des établissements et colonies pénitentiaires, ceux recueillis dans les couvents, dans les maisons d'hydrothérapie, chez des particuliers, et ceux enfin qui restent chez leurs parents.

Et même, les chiffres fournis par les écoles sont certainement trop faibles ; que de subnormaux, en effet, qui ne sont pas entrés en ligne de compte!

L'enquête prescrite par le Ministère de l'Intérieur a été faite en janvier 1906 et a porté sur le nombre des mineurs anormaux hospitalisés dans les établissements publics d'aliénés.

Nous extrayons de cette statistique les chiffres suivants, s'appliquant seulement aux anormaux âgés de moins de treize ans:

	garçons		filles		
Epileptiques	239	+	100	— =	399
Hystériques.	2 —	+	4	— =	6
Idiots, débiles, etc. . .	454 —	+	364	— :=	818
Total	693 —	+	528	— =	1.223

Ces chiffres ne prouvent nullement que les anormaux de la troisième catégorie (idiots, débiles, etc.) soient plus nombreux que les autres. Ils signifient seulement que ce sont ceux que l'on interne le plus fréquemment, étant les moins sociables et les plus dangereux.

De même que les résultats fournis par la première enquête, ceux de la seconde sont manifestement aussi au-dessous de la vérité, les établissements privés n'ayant pas été inventoriés.

Si l'on ajoute ces 1.223 anormaux aux 25.584 signalés par la statistique du Ministère de l'Instruction publique, on obtient un total de 26.807 anormaux âgés de moins de treize ans.

D'après des recherches plus scientifiquement faites, effectuées dans un grand nombre de villes étrangères et, chez nous, à Bordeaux (1), la proportion de ces enfants serait de 5 p. 100 environ. Si l'on admet ce rapport, que nous considérons comme un minimum, il existerait en France, sur une population de 5.500.000 enfants mineurs de treize ans, 275.000 anormaux.

Le département du Rhône entre dans les 25.584

(1) La statistique établie dans cette ville, et que nous donnerons d'ailleurs plus loin, repose sur les bases de garantie les plus sérieuses, puisqu'elle n'a été établie qu'après l'examen médical des enfants signalés comme anormaux par les directeurs d'école.

anormaux psychiques signalés par l'enquête du Ministère de l'Instruction publique pour une proportion de 1,157 enfants, dont 557 garçons et 600 filles.

Nous allons indiquer maintenant, avec plus de détails les chiffres fournis par la ville de Lyon. Il ne nous a été possible de nous procurer que les résultats par circonscription d'inspection académique :

Première circonscription (1er, 2e, 4e, 5e arrondissements)

Elèves inscrits.	6.876 garçons	+	6.757 filles	=	13 633
Anormaux médicaux . . .	16 —	+	7 —	=	23
Arriérés.	18 —	+	19 —	=	37
Instables	12 —	+	15 —	=	27
Total	46 —	+	41 —	=	**87**

Deuxième circonscription (3e, 6e arrondissements)

Elèves inscrits.	8,435 garçons	+	8.219 filles	=	16.654
Anormaux médicaux . . .	31 —	+	40 —	=	71
Arriérés	76 —	+	87 —	=	163
Instables	39 —	+	57 —	=	96
Total	146 —	+	184 —	=	**330**

Total général :

Elèves inscrits	15.311 garçons	+	14.976 filles	=	30.287
Anormaux	192 —	+	225 —	=	**417**

Ces chiffres nous donnent les pourcentages suivants :

Garçons.	1,25 %
Filles.	1,50 %
Total	**1,37 %**

Cette statistique ne se rapporte qu'aux élèves des écoles publiques. Nous n'avons pas tenu compte, en effet, des chiffres fournis par les écoles privées. Ces dernières n'ont signalé comme anormaux que 10 garçons et 20 filles sur une population respective de 6,176 et 7,366 élèves!

Nous sommes loin, avec cette proportion de 1,37 p. 100, de celle de 5 p. 100 que nous admettons. D'après ce dernier chiffre, c'est 1,500 anormaux qui existeraient à Lyon au lieu de 417. Et rien ne permet de croire que nous soyons à Lyon plus favorisés qu'à Bordeaux. La faiblesse de notre statistique vient uniquement de ce qu'un grand nombre d'anormaux n'ont pas été avoués ou reconnus.

Aucune statistique sérieuse ne pourra être établie tant que tous les enfants des écoles publiques et privées n'auront pas été examinés par des médecins. Nous n'aurons là, d'ailleurs, que le nombre des anormaux fréquentant les écoles primaires. Il manquera ceux des lycées et des collèges, des établissements pénitentiaires, et ceux qui sont gardés chez leurs parents. Et nous ne parlons que des anormaux âgés de moins de treize ans!

Si une pareille statistique est faite un jour, et nous le souhaitons vivement, puisse le chiffre qu'elle révèlera plaider à lui seul la cause de ces déshérités!

Nous avons, au commencement de cette année, cherché à connaître la répartition des anormaux par écoles et par arrondissements. Pour cela, nous avons demandé aux directeurs et directrices, lors de nos inspections médicales, la liste nominative des anormaux de leurs écoles; nos collègues du Bureau d'hy-

giène en ont fait autant dans les écoles qu'ils avaient
à inspecter.

Voici, groupés par arrondissements, les résultats
que nous avons trouvés :

ARRONDISSEMENTS	NOMBRE D'ANORMAUX		NOMBRE DE PRÉSENCES MOYENNES
Premier.	Garçons.	9	1,324
—	Filles.	26	1,210
	Total	35	2,534
Deuxième. . . .	Garçons.	11	1.180
—	Filles	30	1,216
	Total	41	2,402
Troisième. . . .	Garçons.	45	4,037
—	Filles.	93	4,938
	Total	138	9.875
Quatrième. . . .	Garçons.	5	853
—	Filles	11	751
	Total	16	1,604
Cinquième . . .	Garçons.	15	1.666
—	Filles	19	1,585
	Total	34	3,251
Sixième.	Garçons.	51	2,102
—	Filles.	28	1,813
	Total	79	3,915
Total général . . .	Garçons.	136	12,068
— . . .	Filles	207	11,513
	Total.	343	23,581

Ce chiffre de 343 est donc encore plus éloigné de
la vérité que celui de 417 révélé par la statistique de

1905. En tout cas, notre enquête nous a permis de nous rendre compte du fait suivant, qui explique bien la faiblesse des chiffres auxquels nous sommes arrivés. Tandis que certaines écoles ont signalé 10, 12, 15 anormaux et même davantage, d'autres — c'est même le plus grand nombre — n'en ont accusé que 1 ou 2, bien qu'elles soient aussi peuplées. Ce qui est mieux encore, c'est que 46 écoles sur 146 ont répondu ne posséder aucun anormal. Cela nous rappelle la réponse faite par le préfet d'un des départements comptant le plus de dégénérés à une demande de crédit pour l'assistance des enfants anormaux : « Inutile, il n'y a pas d'anormaux dans le département. » Heureux préfet !

* *
*

Tous les arguments que nous venons d'exposer en faveur de la nécessité de l'assistance et de l'éducation des anormaux ont parfaitement été compris, depuis plusieurs années déjà par les nations étrangères. Nous allons voir, en effet, après un mot d'historique, quels exemples celles-ci proposent à notre imitation.

CHAPITRE III

Historique. État actuel de la question à l'étranger et en France

Bien que les anormaux aient existé de tous temps, les causes qui les engendrent étant vieilles comme le monde, cette question est de date relativement récente, puisqu'elle n'est étudiée scientifiquement que depuis le début du xixe siècle et qu'elle commence à peine à entrer dans une phase pratique, en France tout au moins.

Signalés déjà par Hippocrate et les anciens auteurs, les troubles intellectuels chez les enfants ont été l'objet d'intéressantes recherches de la part de tous nos grands aliénistes du siècle passé : Esquirol, Brierre de Boismont, Legrand du Saulle, Morel, Moreau de Tours.

Mais, d'une part, ces auteurs n'ont guère étudié que les anormaux les plus inférieurs, les idiots; et, d'autre part, s'ils ont élucidé certains points de psychologie morbide relatifs à ces dégénérés, ils ont quelque peu laissé dans l'ombre la question du traitement, étant persuadés de l'incurabilité d'une telle infirmité.

Une méthode thérapeutique existait déjà cependant, créée par un Français, ainsi que nous le verrons plus loin. Mais elle était connue seulement de son inventeur et des nations étrangères. Pour combien d'autres découvertes n'en est-il pas d'ailleurs ainsi ?

Depuis le milieu du XVII° siècle jusqu'au commencement du XIX°, et à Paris seulement, un petit nombre d'enfants idiots, imbéciles, épileptiques étaient bien recueillis dans les hospices de Bicêtre et de la Salpêtrière; mais aucune tentative de traitement ne leur était appliquée. Et cette simple hospitalisation était à peu près nulle dans le reste du pays.

Les idiots profonds restaient dans leurs familles, mis à l'écart dans un coin sombre, continuellement souillés de leurs déjections. Ceux qui étaient plus légèrement atteints, les *innocents*, les *benêts*, si bien décrits dans les romans de George Sand, erraient au hasard dans les campagnes, excitant tantôt la risée, tantôt la pitié.

Ce fut Itard qui conçut le premier l'idée d'une méthode d'enseignement applicable aux idiots, et voici dans quelles circonstances il eut à la mettre en pratique.

En 1798, trois chasseurs aperçurent dans les bois

de la Caune (Aveyron) un être singulier, âgé de onze à douze ans, qui prit la fuite en les voyant; ils l'attrapèrent au moment où il grimpait sur un arbre et le ramenèrent avec eux. La presse commenta longuement l'événement, et le Ministre de l'Intérieur, M. de Champigny, donna des ordres pour que le *Sauvage de l'Aveyron* (c'est ainsi qu'on appelait cet enfant) fut amené à Paris.

Il y fut examiné par Pinel et Itard. Le premier de ces illustres savants le déclara atteint d'*idiotisme* incurable. Le second crut à sa perfectibilité et entreprit son éducation. S'il n'obtint pas le résultat qu'il rêvait, il transforma cependant un être insociable en un être supportable. En tout cas, il écrivit deux rapports remarquables, où furent exposés les procédés pédagogiques spéciaux qu'il avait employés, rapports qui constituent, suivant l'expression de Delasiauve, « un premier chapitre important de l'éducation des idiots ».

Le second de ces rapports avait paru en 1807; personne ne songea alors à utiliser la méthode indiquée par l'auteur, et sur laquelle nous aurons à revenir, pour le traitement des enfants idiots de Bicêtre et de la Salpêtrière.

En 1824, Belhomme, interne à la Salpêtrière, arriva, dans sa thèse intitulée *Essai sur l'idiotie*, à cette conclusion « que les idiots sont éducables suivant leur degré d'idiotie ».

Cette éducation fut alors tentée dans des écoles spéciales organisées par Ferrus à Bicêtre en 1828, par Falret à la Salpêtrière en 1831.

Trois ans plus tard, F. Voisin fonda pour les enfants idiots un *établissement orthophrénique*, qui, malheureusement, ne dura que quelques années.

*
* *

Itard n'avait été qu'un précurseur. Le véritable créateur de la méthode qui est encore aujourd'hui la base de l'éducation des idiots et des arriérés est Edouard Seguin. Ce dernier, presque un inconnu en France, fut choisi, en 1837, par Itard et Esquirol pour élever un enfant idiot.

Sa première publication, écrite en collaboration avec Esquirol et parue en 1839, renferme les résultats obtenus chez cet enfant ; elle a pour titre : *Résumé de ce que nous avons fait pendant quatorze mois*. La même année, il publia un second mémoire intitulé : *Conseils à M. O...., sur l'éducation de son enfant idiot*. Trois ans après, il fit paraître sous ce titre : *Théorie et pratique de l'éducation des enfants arriérés et idiots*, les leçons qu'il avait été chargé de faire par le Ministre de l'Intérieur à l'hospice des Incurables.

Devant les succès obtenus dans ce dernier établissement, Seguin fut autorisé par le préfet de la Seine à appliquer sa méthode sur les enfants de Bicêtre. Il commença en novembre 1842, mais, en butte à une hostilité incompréhensible, il dut quitter Bicêtre vers la fin de 1843.

C'est alors qu'il fonda sa petite école de la rue Pigalle, qui, nous dit M. Fernald, « fut visitée par des savants et des philanthropes de presque toutes les parties du monde civilisé, et, sa méthode portant l'épreuve de l'expérience, d'autres écoles basées sur cette méthode furent bientôt établies dans diverses contrées (1) ».

Ce n'est qu'en 1846 que Seguin publia son principal ouvrage : *Traitement moral, hygiène et éducation des idiots et des autres enfants arriérés;* ce livre, à peu près ignoré en France, est classique à l'étranger, « où il est encore aujourd'hui le manuel modèle pour ceux qui s'intéressent à l'éducation des idiots » (Fernald) (1).

En 1848, écœuré de ses déboires à Paris, Seguin s'expatria aux Etats-Unis. Il y vulgarisa ses procédés et participa à l'organisation d'un certain nombre d'établissements pour les enfants idiots.

*
* *

Déjà, vers 1840, une école spéciale pour l'éducation des idiots avait été ouverte à Berlin par le docteur Saegert, et une autre en Suisse par le docteur Guggenbühl; en 1846, des asiles-écoles avaient été créées en Angleterre dans un but analogue.

Aujourd'hui l'impulsion est donnée, et partout à l'étranger des établissements destinés à l'éducation des idiots et des arriérés s'ouvrent chaque jour. Ce n'est que depuis peu que nous commençons en France à nous préoccuper de cette question.

(1) Fernald : *The History of the treatment of the feeble minded*, Boston, 1893.

Mais, avant d'indiquer où nous en sommes actuellement, nous croyons intéressant de signaler ce qui existe dans les autres pays.

Les anormaux à l'étranger

Dans la plupart des nations étrangères, de nombreux établissements ont été créés depuis un certain temps déjà pour donner aux enfants idiots non seulement l'assistance, mais aussi l'éducation que certains d'entre eux sont susceptibles de recevoir; une large place est faite dans cet enseignement aux travaux agricoles et manuels. En outre de ces asiles-écoles destinés aux dégénérés les plus inférieurs, des classes et des écoles spéciales ont été ouvertes aux dégénérés d'un niveau plus élevé, pour l'éducation desquels sont aussi mis en œuvre les principes de la méthode de Seguin.

Allemagne. — On comptait, en 1894, 44 établissements pour les enfants idiots.

Les classes spéciales sont ou bien annexées aux écoles communales, *hilfsklassen*, ou bien groupées en véritables écoles autonomes, *hilfschulen*.

La première classe auxiliaire fut organisée à Dresde en 1867. Le mouvement se généralisa rapidement dans un grand nombre de villes : en 1894, il y avait 80 *hilfschulen* avec 110 classes et 2.290 enfants; en 1905, 230 *hifschulen* avec 660 classes et 15.000 enfants. On peut dire qu'à l'heure actuelle cet enseignement spécial existe sur tous les points de l'empire.

Tous les deux ans, un Congrès réunit les maîtres et les maîtresses des *hilfsklassen*, organisés en association. Le cinquième Congrès a eu lieu à Brême en avril 1905; près de 500 personnes y ont pris part.

Une première série de cours sur la psychologie des anormaux a été organisée, au mois d'avril 1906, à Giessen (Grand-Duché de Hesse), sous la direction du professeur Sommer.

Le Ministre des Cultes de Prusse a décidé, par un décret en date du 16 juin 1894, que les *hilfschulen* étaient des établissements scolaires publics; mais il n'en a pas rendu la fréquentation obligatoire. Par contre, le Grand-Duché de Bade, le Duché de Brunswick et le Royaume de Saxe ont décrété cette obligation.

Les enfants sont gardés dans ces écoles jusqu'à l'âge de quatorze ans. A leur sortie, des Sociétés de patronage se chargent de leur surveillance et de leur placement; elles les aident dans la maladie; elles signalent la situation toute particulière dans laquelle ils se trouvent aux autorités militaires et aux tribunaux.

Les statistiques allemandes montrent que 80 p. 100 environ des enfants des *hilfschulen* sont en état de gagner leur vie.

Angleterre. — Il existait, en 1894, 6 asiles publics et 8 établissements privés pour enfants idiots.

Les premières classes spéciales furent ouvertes à

Londres en 1892. Aujourd'hui, on compte plus de 150 écoles pour enfants anormaux, dont près de 100 pour Londres seulement. Les enfants restent dans ces écoles jusqu'à l'âge de seize ans.

Des cours spéciaux sont faits pour former des professeurs aptes à cet enseignement.

Autriche. — De nombreuses écoles ou classes spéciales sont ouvertes actuellement, et leur fréquentation est obligatoire.

Belgique. — Les établissements pour les enfants idiots étaient, en 1894, au nombre de 4.

Bruxelles comptait, en 1906, 6 classes spéciales, dont la première avait été ouverte en 1890. Une grande école pour enfants arriérés, fondée par décision du Conseil communal, existe, en outre, dans cette ville depuis 1897.

Des cours de pédagogie spéciale sont professés dans les deux Écoles normales de Bruxelles par le docteur Demoor et M. Jonckheere.

Deux grandes écoles spéciales existent également à Anvers depuis 1900 et à Gand depuis 1904.

Une *Société protectrice de l'Enfance anormale* organise des conférences, publie des rapports et des études, exerce une surveillance sur les enfants sortis des écoles d'enseignement spécial.

Danemark. — Copenhague possède, depuis 1865, toute une série d'établissements destinés aux enfants anormaux, maisons d'éducation ou asiles, subventionnés par l'Etat, qui y entretient de nombreux boursiers.

Ecosse. — On comptait, en 1894, deux établissements publics: 1° l'Institution nationale écossaise pour l'éducation des enfants imbéciles;
2° *Baldovan asylum for imbecile children.*

Espagne. — Il n'existe, du moins à notre connaissance, aucun établissement public ou privé pour anormaux. Mais, sur l'initiative de M. Francisco Pereira, une *Association pour l'étude, la protection et l'éducation des enfants anormaux* est en train de se constituer.

Hollande. — Ce pays possédait, en 1894, deux établissements d'éducation pour les enfants idiots; l'un à la Haye, l'autre à Ermeloo. Actuellement les institutions pour les diverses catégories d'anormaux sont en grand nombre.

Des écoles privées pour les arriérés existent à Arnhem, à Zeist, à Rotterdam.

L'enseignement spécial est officiellement organisé à la Haye et à Rotterdam. Il est également donné à Amsterdam par les soins d'une société philantrophique subventionnée par la ville.

Italie. — Divers asiles d'aliénés, et entre autres celui de la province de Rome, comprennent des quartiers spéciaux où sont traités les enfants idiots.

Depuis 1889, une douzaine d'Instituts médico-pédagogiques et un grand nombre de classes spéciales ont été ouvertes dans les principales villes : Rome, Gênes, Milan, Turin, Florence, etc.

Une *Association pour le traitement médico-pédagogique des anormaux* s'est constituée à Rome, où elle possède trois asiles-écoles ; chacun d'eux est dirigé par un instituteur spécialisé; un médecin spécialiste attaché à l'établissement visite les enfants trois fois par semaine.

Norvège. — L'assistance et le traitement des enfants idiots et épileptiques date de 1874. Vers cette époque, deux Instituts, un pour les garçons et un pour les filles, furent créés à Christiana. En 1882, une troisième Institution pour les deux sexes fut fondée à Bergen. Ces trois établissements reçoivent une subvention annuelle de l'Etat.

A Christiania, Bergen et Tronhjem, des écoles municipales pour arriérés sont annexées aux écoles primaires.

Russie. — Le premier établissement privé pour enfants idiots, imbéciles, épileptiques, fut créé à Riga en 1854. Sept autres établissements analogues existaient en 1894.

Suède. — On comptait, en 1894, 29 établissements pour enfants idiots et épileptiques, se répartissant en: 16 écoles avec un total de 432 élèves; 6 maisons de travail avec 84 places; 7 maisons d'entretien contenant 100 places. Les dépenses sont couvertes en partie par l'Etat, en partie par les familles.

Suisse. — La première école médico-pédagogique fut ouverte en 1848 à Adensberg.

De 1850 à 1889, 6 établissements furent créés pour l'éducation des enfants intellectuellement retardés. En 1903, on en comptait 22. Ils sont pour la plupart dus à l'initiative privée.

En 1905, 61 classes spéciales existaient dans 24 villes, avec une population de 1286 élèves.

Etats-Unis d'Amérique. — Un premier essai temporaire d'éducation des enfants idiots paraît avoir été tenté en 1818. La première Institution d'Etat fut fondée, en 1848, dans l'Etat de Massachusetts.

En 1874, des asiles publics existaient dans 7 des Etats de la République américaine, avec 1.041 élèves. A la fin de l'année 1892, 6.044 enfants idiots ou imbéciles étaient assistés et éduqués dans 20 établissements analogues.

En 1901, le nombre de ces institutions, publiques ou privées, s'élevait à 200 environ.

Japon. — Une école spéciale existe à Tokio.

Australie. — Melbourne possède une institution privée pour arriérés.

*
* *

Cet exposé suffit amplement, bien qu'incomplet, à montrer quelle importance les nations étrangères attachent à ce problème de l'éducation des anormaux.

Passons maintenant à la France et comparons.

Les anormaux en France

Nous sommes loin d'avoir en France une telle organisation. Il reste encore beaucoup à faire pour l'assistance et le traitement des idiots, et tout est à créer pour l'éducation des anormaux moins profondément atteints.

Le nom de Seguin serait encore dans l'oubli, si sa méthode, reprise et perfectionnée par le docteur Bourneville, n'avait été mise en pratique par ce dernier dans le service d'enfants idiots de Bicêtre, à la tête duquel il fut nommé en 1879. Les *Comptes rendus* qu'il publie chaque année depuis cette époque montrent les résultats vraiment encourageants et parfois merveilleux obtenus grâce à l'application de ce *traitement médico-pédagogique*.

Et c'est ainsi que des êtres repoussants de malpropreté, incapables de marcher et de manger seuls, dangereux, deviennent à peu près propres, inoffensifs, et souvent capables de rendre quelques services.

Nous ne possédons cependant qu'un petit nombre d'établissements pour idiots où une telle méthode de traitement soit appliquée. C'est ainsi que nous pouvons citer, en outre du service de garçons de Bicêtre:

La section de filles, à la Salpêtrière (Docteur J. Voisin);

L'annexe de la fondation Vallée, pour les filles (Docteur Bourneville) ;

L'asile de Vaucluse, en Seine-et-Oise, pour les garçons (Docteur Blin) ;

Des quartiers spéciaux dans quelques asiles d'aliénés de province : tels par exemple, ceux de Clermont (Oise) et de Château-Picon (Gironde) ;

L'Institut médico-pédagogique privé de Vitry-sur-Seine (Docteur Bourneville), ouvert en 1898 ;

L'annexe médico-pédagogique de l'établissement privé de Meyzieux (Isère), créé en 1901, et où sont actuellement traités une quarantaine d'enfants des deux sexes.

Ce n'est qu'un nombre très restreint d'enfants idiots qui bénéficie des avantages de ce traitement spécial. La plupart restent dans leurs familles tant qu'ils sont inoffensifs ; s'ils deviennent dangereux, ils sont placés dans des asiles d'aliénés, publics ou privés, où l'on se contente de les hospitaliser, sans chercher à apporter une amélioration à leur triste sort.

*
* *

Si nous ne faisons que peu de chose pour les enfants idiots, nous faisons moins encore pour les autres anormaux. Les classes et établissements spéciaux, dont le nombre est, comme nous l'avons vu, si considérable dans les pays étrangers, n'existent pas chez nous, à l'exception de quelques Institutions privées, malgré les vœux de plus en plus pressants émis dans dans différents Congrès.

Les pouvoirs publics ont cependant fini par prêter l'oreille à l'éloquent plaidoyer que les médecins, éducateurs et philanthropes font entendre, depuis plusieurs années déjà, en faveur de ces malheureux.

Au mois de novembre 1906, en effet, M. Briand, Ministre de l'Instruction publique, a entretenu ses collègues du Conseil d'un projet de loi sur l'organisation de l'enseignement pour les enfants anormaux, projet qui vient d'être déposé, le 13 juin dernier, sur le bureau des Chambres (1).

Mais, avant d'entrer dans des détails sur les travaux officiels entrepris sur cette question, voyons ce qu'a fait l'initiative privée. Nous avons d'abord à citer un certain nombre d'établissements, en outre de ceux de Vitry-sur-Seine et de Meyzieux, déjà signalés. Ce sont :

L'Institution de Créteil (Seine), dirigée par le docteur Bérillon et M. Quinque destinée surtout aux enfants nerveux ou vicieux ;

L'Institution des enfants arriérés d'Eaubonne (Seine-et-Oise), dirigée par M. Langlois et le docteur de Chabert, où ne sont admis que des garçons ;

La maison familiale de Captieux (Gironde) ;

L'École Théophile Roussel, à Montesson, près Paris, qui reçoit les anormaux légers, et dont le docteur Paul-Boncour est chef du service biologique ;

(1) Il est à regretter que ce projet n'attribue pas aux médecins le rôle important qui doit leur revenir en pareille matière, les anormaux étant, avant tout, des malades.

L'Institut de démutisation de Montfavet, près Avignon (Vaucluse), dirigé par M. l'abbé Grimaud, et où sont traités, en outre des sourds-muets, quelques enfants arriérés;

L'Institution des sourds-muets de Lyon-Villeurbanne, fondée par M. Hugentobler et actuellement dirigée par M. Lafontaine, qui reçoit aussi un petit nombre d'autres anormaux.

En plus de ces établissements, il existe, à Paris, trois dispensaires médico-pédagogiques privés, où sont données des consultations pour enfants arriérés, nerveux ou vicieux; ce sont:

Le dispensaire des docteurs Philippe et Paul-Boncour, au siège du *Patronage familial;*

Le dispensaire Théophile Roussel, où une consultation médico-pédagogique est faite chaque jeudi par le docteur Manheimer-Gommès;

Le dispensaire du docteur Bérillon, dépendant de l'Institut psycho-physiologique.

Des consultations médico-pédagogiques ont lieu également, une fois par semaine dans les services des docteurs Bourneville et J. Voisin.

Depuis peu, des consultations analogues ont été créées, sur l'initiative des docteurs Régis, Delaye et Jacquin, à l'hôpital suburbain du Bouscat, près Bordeaux.

Nous nous réservons d'indiquer, dans le chapitre suivant ce qui s'est fait à Lyon. Mentionnons cependant à cette place les consultations médico-pédagogiques données chaque jeudi par le docteur Feuillade, à sa Clinique des maladies nerveuses.

*
* *

C'est en 1904 que l'État a commencé à intervenir dans la question des anormaux. A la suite d'une mission confiée au docteur Gauraud, relative à la situation de ces enfants à l'étranger, M. Chaumié, alors Ministre de l'Instruction publique, chargea M. Charlot, inspecteur général de l'Instruction publique, de lui fournir un rapport sur les anormaux en France. Sur les conclusions de ce rapport, une *Commission ministérielle pour l'éducation des enfants anormaux* fut instituée le 4 novembre 1904, ayant à sa tête M. Léon Bourgeois.

Quelques jours après, le 19 novembre, une chaire de *pédagogie anormale*, la première en France était créée à l'École normale d'instituteurs de la Seine, avec le docteur Gauraud comme titulaire.

La Commission des anormaux s'est tout d'abord préoccupée d'établir la statistique aussi exacte que possible de ces enfants. Nous avons vu précédemment quels ont été les résultats de son enquête. Après avoir siégé un grand nombre de fois pendant l'année 1905, cette Commission a adopté les conclusions suivantes que nous citons *in-extenso*.

1° Il sera établi pour l'éducation des enfants arriérés et instables: des *classes spéciales* annexées aux écoles ordinaires, des *écoles autonomes avec demi-pensionnat*, des *écoles autonomes avec internat*. Ces établissements porteront le titre générique d'*écoles de perfectionnement*.

2° Chacun des trois types d'établissement signalés ci-dessus répond à un besoin spécial et trouvera son application dans des cas particuliers; d'une manière générale, l'école autonome avec demi-pensionnat est le type d'établissement qui réunit le plus grand nombre d'avantages. En tout cas, il est désirable que, si l'on crée des classes spéciales annexées à des écoles ordinaires, on établisse une séparation matérielle et complète entre les enfants du groupe normal et ceux du groupe des anormaux.

3° L'élimination d'un enfant des écoles ordinaires et son admissibilité dans une école de perfectionnement seront prononcés après avis d'une commission composée d'un inspecteur primaire, d'un médecin et d'un directeur d'école spéciale qui procéderont à l'examen médical et pédagogique de chaque enfant, sur la demande des familles, des instituteurs, des inspecteurs primaires ou des médecins et directeurs des asiles-écoles (ces derniers établissements sont réservés aux anormaux médicaux, c'est-à-dire aux anormaux qui sont le plus gravement atteints).

4° Les parents et l'instituteur de l'enfant seront convoqués devant la commission afin de lui fournir tous renseignements utiles; la famille pourra, si elle le désire, se faire accompagner d'un médecin choisi par elle. L'avis d'élimination qui sera prononcé par la Commission sera toujours une mesure transitoire et ne produira d'effet que pour une durée d'un an; à l'expiration de ce délai, la Commission sera consultée de nouveau.

5° Dans le cas où les parents feraient opposition à ce qu'un enfant que la Commission propose d'éliminer de l'école ordinaire fût placé dans une école de perfectionnement, ils resteront libres de lui faire donner l'instruction, soit chez eux, soit dans un établissement privé.

6° Les écoles de perfectionnement sont rangées parmi les écoles primaires publiques.

7° Les instituteurs n'y seront nommés que lorsqu'ils seront pourvus d'un certificat d'aptitude spécial; ce certificat sera délivré après un stage et à la suite d'un examen dont les conditions seront déterminées par un règlement ministériel.

8° Ils recevront, outre le traitement de leur classe, une indemnité qui ne leur sera due que pendant le temps qu'ils exerceront leur fonction dans les écoles spéciales. Ils pourront être rappelés dans les écoles ordinaires, soit sur leur demande, soit d'office.

9° Ces écoles pourront être mixtes. Dans les écoles spéciales aux garçons, l'enseignement pourra être confié à des institutrices.

10° Si les élèves d'une école n'atteignent pas le nombre de douze, on pourra ne former qu'une seule classe; les élèves pouvant être réunis dans une même classe ne dépasseront pas le nombre de quinze.

11° L'école sera ouverte tous les jours de la semaine, excepté le dimanche, de 8 heures du matin à 6 heures du soir.

12° L'ensemble des exercices scolaires de la journée ne devra pas dépasser une durée de sept heures: ils seront coupés par trois récréations d'une demi-heure chacune et une interruption d'une heure et demie pour le déjeuner.

13° En dehors du déjeuner et du goûter habituels qui seront pris par les externes et demi-pensionnaires dans les conditions ordinaires, il est désirable qu'une collation légère soit servie aux enfants pendant la première récréation du matin.

14° Toute étude exigeant une application soutenue de l'intelligence ne se prolongera pas au delà d'une demi-heure.

15° Les enfants arriérés et instables seront admis dans les écoles de perfectionnement à partir de six ans; ils pourront y rester jusqu'à seize ans.

16° La matière de l'enseignement sera celle de l'école ordinaire, avec les simplifications qui seront jugées nécessaires; on fera l'emploi le plus large des exercices concrets qui parlent aux sens et éveillent le jugement. On insistera spécialement sur les exercices suivants: le chant, la musique, la danse, l'orthophonie, la gymnastique sans appareil, les jeux scolaires, le travail manuel.

17° De six à treize ans, les filles admises dans les écoles de perfectionnement seront exercées aux travaux manuels connus dans les écoles sous les noms de pliage, découpage, tissage, piquage, tressage, vannerie, cartonnage, modelage, ainsi qu'aux différents points de couture, de tricot, de crochet, de tapisserie. Elles seront de même, dans la mesure de leur intelligence et de leurs forces, exercées aux travaux les plus simples du ménage.

A partir de treize ou quatorze ans, la moitié de la journée sera réservée à l'éducation ménagère (nettoyage des appartements, savonnage, repassage, cuisine...) à des travaux à l'aiguille sur les différentes sortes de tissus usuels, neufs et vieux, à la coupe et à l'assemblage des vêtements, à la lingerie, et même dans une limite raisonnable à des ouvrages d'agrément, tapisserie, broderie, dentelle, etc.

A tous les degrés de l'enseignement, on s'efforcera de confectionner des objets pratiques et utilisables, de manière à obtenir un effort sérieux et à donner aux élèves le goût et le respect du travail.

Dans l'enseignement du dessin, on recherchera les exercices qui peuvent à la fois trouver une application pratique et développer le goût de l'enfant.

18° Les *écoles de perfectionnement* qui recevront des garçons auront un atelier scolaire aménagé, non seulement pour le travail du bois et du fer, mais aussi pour les exercices préparatoires du cours élémentaire et du cours moyen.

En outre, dans les *internats*, un ou plusieurs ateliers d'apprentissage seront ouverts au fur et à mesure des besoins.

Le travail manuel élémentaire, l'enseignement professionnel et l'enseignement du dessin devront être dirigés vers le même but : l'utilisation sociale des anormaux.

Il est désirable qu'un jardin scolaire d'enseignement fasse partie de chaque école de perfectionnement.

Les *internats* placés dans les régions agricoles devront comprendre dans leur programme professionnel les cultures qui offriront le plus d'avantages pour le placement ultérieur des élèves.

19° Un examen médical de chaque élève sera fait tous les six mois. L'enfant sera mensuré régulièrement tous les trois mois (taille, poids, force musculaire, capacité vitale); le médecin attirera l'attention des instituteurs sur les défauts physiques et les anomalies de développement.

20° Il sera organisé un service de bains-douches : la propreté corporelle des enfants sera l'objet d'une surveillance constante.

21° Pour chaque enfant il sera tenu un livret médical et un livret scolaire. Le premier renfermera toutes les indications sur la constitution de l'enfant, sur ses antécédents, sur les maladies dont il pourra être atteint; ce livret, confié au médecin qui le tiendra régulièrement à jour, sera remis à la famille lorsque l'enfant quittera l'école.

Sur le livret scolaire seront portés tous les renseignements sur les connaissances, les aptitudes et le caractère de l'enfant à son entrée dans l'école; le médecin y donnera à la même époque les indications sur sa santé et sa constitution qu'il jugera de nature à intéresser les éducateurs. Tous les trois mois, l'instituteur y notera les progrès de l'enfant et les modifications de son caractère, et le médecin le résultat des mensurations périodiques et les autres renseignements qu'il croira utiles de faire connaître. L'inspecteur y consignera chaque année ses observations personnelles sur l'enfant.

22° L'inspecteur veillera à ce que les enfants qui seront suffisamment améliorés fassent retour à l'école ordinaire.

23° Il sera institué des Comités de patronage qui aideront au classement des arriérés dans la société, et exerceront sur eux, pendant leur existence post-scolaire, une tutelle discrète et amicale.

24° La Commission ministérielle émet le vœu que le ministre charge une personne compétente de rédiger un guide scientifique destiné à faciliter ultérieurement le travail des Commissions d'examen qui auront à se prononcer sur la débilité mentale des enfants.

Nous réservons pour notre dernier chapitre le commentaire de ces conclusions.

Antérieurement à la nomination de cette Commission, une loi du 28 juin 1904 sur *l'éducation des pupilles de l'Assistance publique difficiles ou vicieux* avait déjà prescrit la création d'écoles professionnelles, agricoles ou industrielles. Une Commission d'étude composée de dix-sept membres dont huit médecins, a été, le 11 mai de cette année, instituée au Ministère de l'Intérieur, avec mission d'établir le programme d'éducation et d'enseignement médico-pédagogique qui convient à ces pupilles anormaux.

*
* *

Pensant avec raison que, d'une part, le texte législatif organisant l'éducation des anormaux se fera attendre quelques années encore, et que, d'autre part, une loi est plus facilement acceptée lorsque, au lieu de prescrire un nouvel état de choses, elle ne fait que sanctionner une organisation déjà existante, certaines administrations, préfectorale comme à Bordeaux, ou municipale comme à Lyon, ont songé à créer le plus promptement possible ces classes ou établissements spéciaux.

Nous allons indiquer ce qui s'est fait à ce sujet à Bordeaux, réservant pour le chapitre suivant l'exposé détaillé de l'état de cette question dans notre ville.

Le 20 décembre 1905 eut lieu à Bordeaux, sous la présidence de M. Thamin, recteur de l'Université, la première réunion de la section d'hygiène scolaire du *Comité girondin de l'Alliance d'hygiène sociale*. M. Thamin, pensant que le problème de l'éducation des enfants anormaux avait sa place marquée en tête des travaux futurs de la section d'hygiène scolaire, exposa, dans un lumineux discours, l'état actuel de la question et ce qui pourrait être fait à Bordeaux, à commencer par le recensement des anormaux se trouvant dans les écoles publiques.

L'idée prit corps rapidement et, au mois de mai 1906, M. Thamin chargea M. le professeur de Nabias, président du *Comité girondin de l'Alliance d'hygiène sociale*, et M. le professeur Régis, président de la section d'hygiène mentale de ce Comité, de demander à un certain nombre de médecins spécialistes en la matière s'ils consentiraient à procéder dans les écoles publiques de la ville à l'examen des enfants anormaux, afin d'en connaître le nombre, la répartition et les différentes variétés.

MM. les docteurs Abadie, Anglade, de Cardenal,

Cruchet, Dumora, Galtier, Jacquin, Lalanne et Lande fils, interrogés à ce sujet, acceptèrent avec empressement, et ainsi fut constituée, sous la direction de M. le professeur Régis, une commission médicale.

L'administration académique se chargea d'assurer la collaboration des directeurs et directrices d'écoles.

Une réunion préparatoire eut lieu le 19 mai, dans laquelle il fut décidé que les médecins ci-dessus nommés se répartiraient par deux en cinq sous-commissions à chacune desquelles devaient s'adjoindre le médecin-inspecteur de l'école, le directeur de l'école et le maître de la classe à laquelle appartiendrait l'enfant examiné.

Cette organisation fut sanctionnée par un arrêté préfectoral en date du 28 mai.

Les enquêtes des sous-commissions commencèrent dans les écoles de garçons dès le 20 juin; elles ne purent être terminées au moment des vacances, et reprirent à la rentrée des classes. Les résultats en furent exposés dans un rapport présenté au *Comité girondin de l'Alliance d'hygiène sociale* par le docteur Abadie.

Nous y voyons que, sur une population moyenne de 8.785 garçons au moment de l'enquête, 777 furent présentés à l'examen des sous-commissions et, sur ce nombre, 452 reconnus mentalement anormaux; ce qui donne une proportion de 5,17 p. 100.

« Ces chiffres, dit le rapporteur, n'ont pas une valeur absolue et sont au-dessous de la réalité. »

Cela tient à ce que, d'une part, certains maîtres ont agi avec une trop grande discrétion dans la présentation des enfants aux médecins, et, d'autre part, quelques enfants signalés sont restés absents pendant toute la durée de l'enquête.

Ces 452 anormaux se répartissent ainsi : arriérés profonds, 9; arriérés moyens, 186; arriérés légers, 123; non arriérés, 134.

Pour de plus amples détails, particulièrement en ce qui concerne la répartition de ces anormaux dans les différentes écoles, dans les différentes classes, et suivant leur âge, nous renvoyons le lecteur au rapport du docteur Abadie, publié dans les *Annales de l'Alliance d'hygiène sociale* (janvier 1907, n° 6).

Ce recensement des anormaux s'est poursuivi cette année dans les écoles de filles.

La municipalité de Bordeaux n'était pas restée étrangère à ce mouvement dû à l'initiative du *Comité girondin de l'Alliance d'hygiène sociale*. Dans sa séance du 16 novembre 1906, en effet, le Conseil municipal avait approuvé un rapport de l'un de ses membres, M. Émile Martin, sur la réorganisation du service de l'inspection médicale des écoles, et dans lequel l'auteur demandait, entre autres vœux, que soit mise à l'étude la question des classes auxiliaires pour les enfants arriérés.

Afin d'étudier les différentes propositions formulées par le rapporteur, une commission fut nommée, comprenant des membres de l'administration et du Conseil municipal, des sociologues, des médecins hygiénistes et spécialistes. La première réunion eut lieu le 12 janvier 1907, et, le 15 mars, M. le professeur Ferré put présenter son rapport général.

On y trouve le résumé des rapports partiels des médecins spécialistes. Nous ne retiendrons ici que celui de M. le professeur Régis, relatif aux anormaux. Après avoir rappelé les chiffres signalés dans le rapport du docteur Abadie, et que nous avons indiqués plus haut, M. Régis étudie l'organisation qui pourrait être créée à Bordeaux. Il demande :

1° Des *écoles spéciales,* avec des maîtres spécialisés (surtout des femmes) et un médecin spécialiste attaché à chacune d'elles. Chaque école comprendrait huit classes de vingt-cinq élèves (quatre pour les garçons et quatre pour les filles) ;

2° Des *consultations médico-pédagogiques,* qui auraient lieu au moins une fois par mois dans les écoles spéciales. Les parents et les maîtres y présenteraient les enfants qu'ils croiraient utile de faire examiner ;

3° Des *cours spéciaux* faits aux élèves des Écoles normales, par des médecins spécialistes pour la partie médicale et par les directeurs des écoles spéciales pour la partie pédagogique.

Une première sanction ne tarda pas à être donnée à l'un de ces vœux. Le 1ᵉʳ mai, en effet, deux classes pour anormaux furent ouvertes, l'une composée d'arriérés calmes, l'autre d'arriérés agités, et au nombre de quinze à vingt pour chaque classe. Les professeurs en sont deux maîtres que leurs aptitudes et leurs qualités désignaient pour cet emploi, et qui, avant leur entrée en fonctions, avaient été envoyés par la préfecture à Paris, pour y étudier les procédés éducatifs employés à l'Institution des sourds-muets d'Asnières, dans le service du docteur Bourneville à la fondation Vallée, et enfin à la classe d'anormaux de la rue Lecomte (1).

D'autre part, un cours médico-pédagogique spécial, annexé à la clinique psychiâtrique de l'Université, et s'adressant en particulier aux médecins et aux éducateurs, va être très probablement institué dès la rentrée prochaine.

(1) Nous n'avons pu avoir sur cette classe, ouverte au commencement de cette année, aucun renseignement précis.

CHAPITRE IV

Les anormaux à Lyon. Le dispensaire médico-pédagogique municipal

Depuis quelques années déjà la cause de l'*Enfance anormale* est plus particulièrement plaidée, dans divers congrès scientifiques ou philanthropiques, par un petit groupe de Lyonnais : MM. les docteurs Courjon et Larrivé, directeurs de l'établissement médical de Meyzieux, et M. Grandvilliers, directeur de l'enseignement médico-pédagogique dans ce même établissement.

Ces derniers avaient même réussi à former à Lyon un comité d'initiative en vue d'une *Association française pour le patronage, l'assistance et l'éducation des enfants arriérés*. Une conférence faite au Palais des Arts, au printemps de 1906, par le docteur Legrain avait permis de recueillir séance tenante 120 adhésions.

Déjà, à l'issue du premier Congrès international d'assistance et de protection de l'enfance dans la famille, tenu à Liège, en septembre 1905, s'était constitué un *Comité international provisoire pour l'étude et la protection de l'Enfance anormale*.

Le 5 avril suivant, par décision d'une assemblée générale, l'*Association française pour le patronage, l'assistance et l'éducation des enfants arriérés* fut transformée en *Comité national français pour l'étude et la protection de l'Enfance anormale*, rattaché au Comité international constitué à Liège. Le docteur Bourneville fut nommé membre d'honneur, Mme Lucie Félix-Faure-Goyau présidente d'honneur, et le docteur Legrain président.

Le but principal de ce Comité national français était de provoquer la fondation, dans les villes importantes, de groupes régionaux, dont la mission serait surtout de faire fonder, par les pouvoirs publics ou par l'initiative privée, des établissements médico-pédagogiques pour les anormaux. Les premiers efforts du Comité dans ce sens furent naturellement tentés à Lyon, où il avait pris naissance. Et c'est ainsi que, sur l'initiative de M. le professeur Beauvisage, vice-président délégué du Comité national français, fut créé, le 21 juin 1906, le *Groupe régional lyonnais pour l'étude et la protection de l'Enfance anormale*, dont le siège social est à l'Hôtel municipal, rue de la Tunisie, 7.

Son but est, d'après l'article 2 des statuts :

1° D'associer les philantropes, les médecins et les éducateurs qui s'intéressent aux enfants anormaux dans la région lyonnaise, et de rendre leurs efforts plus féconds par l'union ;

2° D'étudier les questions relatives à l'observation, au traitement, à l'éducation et à l'assistance de ces enfants;

3° De vulgariser le résultat de ses études par la voie du « Bulletin officiel du Comité national français », par des conférences, des cours, etc., et de faciliter aux instituteurs et aux institutrices les moyens de se spécialiser dans l'éducation des anormaux;

4° *a*) D'organiser des consultations médico-pédagogiques;

b) De fonder ou de faire fonder, par les pouvoirs publics ou par l'initiative privée, des classes spéciales et des établissements médico-pédagogiques régionaux;

c) De fonder ou de faire fonder des asiles-ateliers pour anormaux adultes améliorés;

d) De patronner, après leur sortie des établissements médico-pédagogiques, les enfants anormaux guéris, et de leur procurer, autant que possible, les moyens de gagner leur vie honnêtement;

5° De participer par ses délégués aux travaux du Comité international pour l'Étude et la Protection de l'Enfance anormale;

6° De provoquer et de préparer diverses réformes législatives dans l'intérêt des enfants anormaux.

La première assemblée générale eut lieu le 21 mars de cette année; il y fut procédé à l'élection du Conseil d'administration, composé de dix-huit membres, avec M. le professeur Weill comme président.

Mais le bureau provisoire du Groupe régional lyonnais n'était pas resté inactif jusqu'à cette date : c'est à son intervention, en effet, et particulièrement à l'influence de l'un de ses membres, M. le professeur Beauvisage, adjoint au maire de Lyon, que l'on doit la création, en décembre 1906, du *Dispensaire médico-pédagogique municipal*.

Nous ne pouvons mieux faire, pour montrer dans quel but et quel esprit a été organisé ce Dispensaire, que de publier ici la circulaire adressée, le 30 novembre 1906, par M. le Maire de Lyon à tous les directeurs et directrices d'écoles publiques :

Le Maire de Lyon à M... l... Direct... de l'école de...

L'enquête faite en 1905, par les soins de la Commission pour l'éducation des Enfants anormaux, constituée au Ministère de l'Instructon publique, a fait connaître notamment la présence, dans les écoles publiques de la ville de Lyon, de plus de 400 enfants appartenant aux diverses catégories des anormaux médicaux, des arriérés et des instables.

Cette pénible constatation m'a vivement ému et j'ai estimé que mon administration avait le devoir de rechercher le moyen de remédier au mal révélé par cette inquiétante statistique. Les 400 enfants signalés par les institutrices et les instituteurs comme ne se trouvant pas, au point de vue physique, intellectuel ou moral, dans des conditions normales pour recevoir l'enseignement commun, et dont la présence dans les classes constitue toujours un embarras et souvent un danger, devront être retirés de ces classes, lorsque nous aurons trouvé le moyen de leur assurer d'une part les moyens médicaux que réclame leur état, d'autre part, l'éducation physique, intellectuelle et morale qu'ils sont susceptibles de recevoir et qui ne peut leur être donnée que par des méthodes médico-pédagogiques spéciales.

Cette éducation spéciale pourra leur être donnée, soit dans des établissements existants, soit dans des établissement nouveaux dont il y a lieu de mettre à l'étude la future organisation.

Il est nécessaire tout d'abord de connaître et d'examiner scientifiquement les enfants en question, pour pouvoir se rendre compte des soins qui sont nécessaires à chacun d'eux, et se faire une idée du nouveau régime à instituer pour leur amélioration.

A cet effet, j'ai décidé la création d'un *Dispensaire médico-pédagogique municipal*, rattaché administrativement au Bureau d'hygiène et à l'inspection médicale des écoles. Cette création m'a été facilitée par le concours d'une œuvre privée, le *Groupe régional lyonnais pour l'étude et la protection de l'Enfance anormale*, qui poursuit le même but et qui apporte à la municipalité la collaboration gracieuse d'un certain nombre de médecins spécialistes.

Le Dispensaire médico-pédagogique est installé, dès maintenant, à l'Hôtel municipal, rue de la Tunisie, 7, où des consultations médicales gratuites auront lieu tous les jeudis, à 3 h. ½ de l'après-midi, à dater du jeudi 6 décembre prochain.

Les enfants devront être présentés à ces consultations de préférence par leurs parents, ils pourront y être amenés également par les institutrices et les instituteurs qui voudront bien accepter des parents la mission de les représenter; en aucun cas, ils ne pourraient y être conduits d'office, sans l'autorisation expresse de leur famille.

Je vous serais donc très obligé, M...... L.. Direct..... de vouloir bien signaler aux parents intéressés cette nouvelle création et user de votre autorité persuasive pour les convaincre de la nécessité de faire examiner leurs enfants nerveux, arriérés ou instables. Votre collaboration et celle de vos adjoint... sera des plus précieuses pour démontrer aux familles les avantages qu'elles peuvent attendre de la possibilité d'avoir gratuitement des conseils et des indications sur la manière de diriger et de soigner leurs enfants suivant l'état particulier de chacun d'eux.

Monsieur l'Inspecteur d'Académie a bien voulu donner

son entière approbation à cette institution nouvelle et m'assurer du dévouement de tout le personnel enseignant pour la mener à bien. Elle intéresse en effet l'avenir de nos écoles et elle permettra à ces jeunes déshérités de se créer une place souvent honorable dans la Société où ils sont appelés à vivre.

En conséquence, j'espère, M...... l.. Direct........ qu'à partir du 6 décembre prochain les enfants de votre école qui seraient dans un des cas prévus, seront amenés à l'une des consultations médicales qui se poursuivront régulièrement tous les jeudis, 7, rue de la Tunisie.

Le Maire de Lyon,

Edouard HERRIOT.

Le Dispensaire fut inauguré le 6 décembre: douze enfants y furent amenés par leurs parents. Depuis les consultations sont assurées chaque jeudi par l'un des médecins suivants, membres du *Groupe régional lyonnais:* MM. Audemard, Dodero, Jean Lépine, Papillon, Roussel, Taty, Viallon; en outre, deux médecins spécialistes: MM. Rivière et Royet, viennent à tour de rôle, tous les quinze jours, pour examiner et opérer au besoin les enfants atteints de lésions nasales ou auriculaires retentissant plus ou moins gravement sur leur état mental. Ces derniers enfants sont à peu près les seuls à retirer un bénéfice immédiat de ces consultations. Quant à la majorité des anormaux examinés, et dont l'état nécessite, non des soins purement médicaux, mais un traitement médico-pédagogique, les médecins ne peuvent que se borner, pour l'instant, à donner des conseils aux parents; s'ils étaient écoutés d'ailleurs, le temps n'aurait certes pas été perdu.

Quoiqu'il en soit, grâce à cet examen médical et aux renseignements que fournissent les parents d'une part, les directeurs et directrices d'écoles d'autre part, il est établi pour chacun de ces enfants un dossier aussi complet que possible, qui sera de la plus grande utilité lorsque le moment sera venu de les répartir dans des classes ou des établissements spéciaux.

Ainsi, pour arriver au même but, on a procédé à Lyon tout autrement qu'à Bordeaux. Des scrupules, qui, pour nous, sont exagérés, ont empêché de pratiquer directement dans les écoles, sans avoir averti les parents, l'examen de l'état mental des élèves. Les médecins-inspecteurs examinent cependant les enfants des écoles au point de vue de la propreté, des maladies contagieuses, des affections de la vue, de l'état de la dentition. Pourquoi cette exception faite en faveur du cerveau? C'est là l'organe appelé particulièrement à travailler pendant la vie scolaire, c c'est celui dont on s'occupe le moins. Cela tient à ce que l'on vit trop sur cette idée erronée que les anormaux, à la condition même d'être reconnus tels par leurs maîtres ou leurs parents, ne sont pas des malades, exception faite toutefois pour les idiots, les imbéciles et les épileptiques francs, et que le médecin n'a rien à voir dans la vie intellectuelle ou morale de ces enfants.

Pour nous, nous croyons que l'administration municipale, en attendant que justice soit faite de ce préjugé, qui, d'ailleurs, compte chaque jour moins de partisans, était parfaitement dans son droit en faisant procéder à l'examen des anormaux dans les écoles; et les parents n'auraient nullement protesté, n'étant pas avertis.

Avec cette manière de faire, le recensement scientifique des anormaux serait actuellement terminé; tandis que maintenant il ne vient au Dispensaire que peu ou pas d'enfants.

C'est pourquoi, sur l'initiative de M. le professeur Beauvisage, une organisation nouvelle, calquée sur celle de Bordeaux, vient d'être instituée par la municipalité. Mais, avant de la décrire, nous allons donner quelques chiffres relatifs aux enfants examinés au Dispensaire jusqu'au 27 juin inclusivement.

Ces enfants sont au nombre de 103. Si nous retranchons de ce total 4 enfants n'habitant pas Lyon, 6 se trouvant à l'Institution des sourds-muets de Villeurbanne, 3 allant dans des écoles privées, 3 ne fréquentant aucune école, 1 âgé de dix-sept ans et admis par exception dans une école primaire, 1 sourd-muet (1) et enfin 13 enfants reconnus comme non anormaux ou tout au moins extrêmement douteux, il reste le chiffre de 72 enfants franchement anormaux appartenant aux écoles publiques de notre ville (63 pour les écoles primaires et 9 pour les écoles maternelles) et se divisant en 23 garçons et 49 filles. Ils

(1) Ce dernier est entré avec une bourse de la Ville à l'Institution de Villeurbanne.

se répartissent, d'après la classification que nous avons adoptée, de la façon suivante :

Garçons

Imbéciles 2

Arriérés moyens, pervertis, agités..... 3
Arriérés moyens, non pervertis, agités. 6
Arriérés moyens, non pervertis, calmes. 8

Arriérés légers, pervertis, agités...... 1
Arriérés légers, non pervertis, agités.. 1
Arriérés légers, non pervertis, calmes.. 2

Sur ces 23 garçons, 7 étaient porteurs de végétations adénoïdes et 1 était épileptique.

Filles

Imbéciles 3

Arriérées moyennes, pervesties, agitées..... 6
Arriérées moyennes, pervesties, calmes...... 5
Arriérées moyennes, non pervesties, agitées. 5
Arriérées moyennes, non pervesties, calmes. 22

Arriérées légères, pervesties, agitées....... 1
Arriérées légères, non pervesties, agitées... 4
Arriérées légères, non pervesties, calmes.... 3

Sur ces 40 filles, il y avait 5 adénoïdiennes, 3 hystériques, 3 épileptiques et 1 myxœdémateuse.

Ce qui frappe tout d'abord dans cette statistique, c'est la différence qui existe entre le chiffre des garçons (23) et celui des filles (40), différence que nous avons pu déjà constater, quoique moins accentuée, à propos du nombre des anormaux signalés par les directeurs et directrices d'écoles (136 garçons et 207 filles). La plupart des statistiques accusent cependant une proportion plus grande d'anormaux chez les garçons que chez les filles. Mais nous avons dit de quelle manière avaient été faites ces enquêtes. Aucun chiffre précis ne peut être fixé tant que l'examen mental de tous les enfants des écoles n'aura pas été pratiqué. Nous croyons cependant — mais ce n'est là qu'une hypothèse — que les anormaux de sexe féminin doivent être plus nombreux, sans que nous puissions toutefois dire dans quelle proportion, que les anormaux du sexe masculin, et cela en raison de la prédominance du tempérament nerveux chez la femme.

Les 72 anormaux examinés appartiennent tous au groupe des arriérés. Il ne faut pas croire pour cela que les non arriérés soient absents de nos écoles. Mais les maîtres n'ont cherché les anormaux que parmi les enfants qui sont à la queue de la classe, ne pensant pas qu'on puisse être à la fois anormal et bon élève.

Ce sont les arriérés moyens qui prédominent, et cela se comprend aisément. Les arriérés profonds ne se rencontrent qu'exceptionnellement dans les écoles; et les arriérés légers ne sont ordinairement pas regardés par leurs maîtres comme des anormaux.

Le petit nombre d'épileptiques et d'hystériques s'explique par ce fait que nous n'avons envisagé comme tels que les cas tout à fait certains, un examen plus approfondi que ceux qui ont été pratiqués étant en général nécessaire pour poser le diagnostic ferme des formes frustes de ces névroses.

Sur 15 adénoïdiens examinés, 6 seulement ont été opérés, les autres ne s'étant pas présentés le jour qui leur avait été assigné. Ces enfants ont été revus plusieurs fois après leur curettage : leur respiration nasale a été améliorée, résultat qui n'est pas à dédaigner; mais on n'a pas noté de changement bien sensible dans leur état mental. Nous dirons d'ailleurs, dans le chapitre consacré au traitement, ce que nous pensons des interventions opératoires chez ces adénoïdiens psychiquement anormaux.

L'enfant atteint de myxœdème a été envoyé à la Charité, dans le service de M. le professeur Weill, pour y suivre un traitement approprié.

✿
✿ ✿

Le plus grand nombre des anormaux signalés par les directeurs et directrices d'écoles n'a donc pas été examiné au Dispensaire; et c'est afin de combler cette lacune que la municipalité demanda à un certain nombre de médecins spécialistes, en particulier à ceux qui lui prêtaient déjà leur concours, de vouloir bien se rendre dans les écoles mêmes.

Ils acceptèrent à peu près tous, et un arrêté municipal, en date du 18 juin, adjoignit au service de l'inspection médicale des écoles MM. les docteurs Audemard, Devay, Dodero, Feuillade, Jean Lépine et Mme Lépine, Etienne Martin, Papillon, Reymond, Taty et Viallon.

Ces onze médecins, auxquels se joignirent les médecins du Bureau d'hygiène, MM. les docteurs G. Roux, directeur; Borry, sous-directeur; Coste-Labaume, Goujon, A. Musy, MM^{lle} Trutinet, Vigne et nous-même, furent répartis en sept commissions qui se partagèrent les écoles dans lesquelles des anormaux avaient été signalés.

L'examen de ces enfants devait être fait le plus rapidement possible, son seul but étant de fixer, avant la fin de l'année scolaire, l'administration municipale sur le nombre d'anormaux de chaque catégorie se trouvant dans les écoles publiques.

Afin de faciliter le travail de ces commissions et d'avoir des résultats comparables, nous avons, en collaboration avec M. le professeur Beauvisage, établi un modèle de fiche médico-pédagogique, en nous basant sur la classification des anormaux que nous avons donnée plus haut. Cette fiche, que nous reproduisons ci-dessous, n'est ni complète ni définitive; elle est aussi simple que possible et provisoire. Elle répond parfaitement, en tout cas, au but visé. Grâce à elle, le médecin écrit peu; il souligne surtout. Un simple coup d'œil sur la fiche remplie suffit ensuite à faire connaître d'une façon assez précise l'état mental de l'enfant.

VILLE DE LYON

DISPENSAIRE MÉDICO-PÉDAGOGIQUE

Nom et Prénoms de l'enfant :

Né le — .... *à* ....

Profession des Parents { *Père :*
Mère : ...

Adresse des Parents: .. ..

École fréquentée : ....

Classe (1) : ——————

Arriéré ....
- Profond ...... { Idiot / Imbécile
- Moyen ou léger .. {
  - Perverti .... { Agité / Calme
  - Non perverti . { Agité / Calme

Non arriéré .... { Instable / Perverti .

Associations morbides présentées par l'enfant et justiciables d'un traitement médical immédiat . . . .
- Troubles organiques . . {
  - *vue :* ....
  - *ouïe :* ....
  - *végétations adénoïdes :* ...
  - *myxœdème :* ... .
- Névroses . . . . {
  - *neurasthénie :* .. ..
  - *hystérie :* . . . .
  - *épilepsie :* . . .. .

---

(1) Mettre au numérateur la classe à laquelle appartient l'enfant, au dénominateur le nombre de classes de l'école.

(Recto de la fiche des Drs Beauvisage et Chazal)

RENSEIGNEMENTS FOURNIS PAR LE DIRECTEUR OU LA DIRECTRICE DE L'ÉCOLE

Conditions économiques de la famille :
- Aisée
- Médiocre
- Malheureuse

Conditions morales : ....

Habitudes : ....

EXAMEN DE L'ENFANT

État physique. { Particularités saillantes.

État intellectuel.
- *Fréquentation scolaire :* ....
- *Parole :* ....
- *Lecture :* ....
- *Écriture :* ....
- *Calcul :* ....
- *Attention :* ....
- *Mémoire :* ....
- *Dispositions spéciales :* ....
- *Travaux manuels :* ....
- *Connaissances usuelles :* ....
- *Troubles de l'intelligence :* ....

État moral.
- Impulsif
- Méchant
- Voleur
- Menteur
- Onaniste

Observations.
....
....
....
....

LE MÉDECIN,

(Verso de la fiche des Drs Beauvisage et Chazal)

Le mot *habitudes* qui se trouve au verso de cette fiche est un euphémisme qui sous-entend ou appelle l'épithète *alcooliques*.

Les commissions ont commencé leurs travaux le 29 juin, le jour même où nous écrivions ces lignes; on ne s'étonnera donc pas de ne pas en trouver ici les résultats. Malgré le peu de temps dont elles disposent avant la fin de l'année scolaire, nous espérons cependant qu'elles fourniront à la municipalité des documents suffisants pour que les premières bases de l'organisation d'un enseignement pour les anormaux soient établies dès la rentrée prochaine.

Souhaitons que ce mouvement né à Lyon et à Bordeaux se propage dans toute la France, ainsi que nous l'avons demandé dans un vœu proposé au Congrès de l'Alliance d'hygiène sociale tenu dans notre ville au mois de mai de cette année.

CHAPITRE V

Les facteurs étiologiques

Les causes qui agissent pour la production des troubles psychiques chez l'enfant peuvent être divisées, pour la commodité de leur étude, en deux grands groupes que nous allons successivement envisager :

1° Causes antérieures à la naissance;
2° Causes postérieures à la naissance.

Causes antérieures à la naissance

L'œuf, produit de la fusion d'un spermatozoïde et d'un ovule, dont proviendra l'être humain possède déjà dès la première minute de son existence certaines propriétés, bonnes ou mauvaises, résultat du mélange des propriétés paternelles et maternelles qui lui ont été apportées par les germes mâle et femelle, ces propriétés tenant d'ailleurs soit à la constitution même des géniteurs, soit à l'état particulier de ces derniers au moment de la conception.

Cet œuf peut ensuite subir des influences de nature diverse pendant son évolution intra-utérine et au moment même de son expulsion.

Nous avons donc à étudier: l'hérédité, les causes qui agissent au moment de la conception, pendant la grossesse et pendant l'accouchement. Nous dirons à propos de l'hérédité quelques mots sur la consanguinité.

Hérédité. — Son importance primordiale en neuropathologie n'est plus discutée aujourd'hui, et le mot d'Auguste Comte « le cerveau est l'appareil de l'action des morts sur les vivants » reste parfaitement vrai.

Les troubles mentaux chez les enfants peuvent être le plus souvent, en effet, rattachés à une tare des ascendants. Les névropathies, l'alcoolisme la syphilis, la tuberculose se retrouvent le plus souvent dans les antécédents héréditaires des anormaux.

1° *Névropathies.* — L'hérédité névropathique est essentiellement polymorphe. Des parents présentant des manifestations morbides nerveuses fort différentes (aliénation, épilepsie, hystérie, tics, etc.) ont des enfants atteints de troubles psychiques analogues entre eux. D'un autre côté, prenons, par exemple, deux épileptiques: l'un donnera naissance à un idiot, l'autre à un simple amoral.

D'autres fois cette hérédité est similaire: on retrouve chez les enfants les mêmes névropathies que chez leurs ascendants.

Tous ces malades du système nerveux présentent, en tout cas, entre eux des liens étroits de parenté, et Féré a pu les comprendre dans une même famille, *la famille névropathique.*

Quelle est l'influence prédominante, celle du père ou celle de la mère? Les deux opinions ont été soutenues. Certains auteurs ont prétendu aussi que l'enfant héritait des qualités ou des tares du générateur de sexe différent. Cette hérédité croisée est encore discutée à l'heure actuelle. Mais ce que l'on peut affirmer, c'est que la tare héréditaire a d'autant plus de chance de se manifester chez l'enfant que le père et la mère sont tous les deux névropathes.

2° *Alcoolisme.* — L'alcoolisme, comme d'ailleurs la plupart des intoxications chroniques, n'exerce pas seulement ses ravages dans l'organisme du buveur; il le frappe aussi dans sa descendance. Et comme le système nerveux est la proie de prédilection de l'alcool, les enfants d'alcooliques présenteront surtout des troubles mentaux: ils seront des anormaux psychiques.

Ces faits, connus depuis longtemps déjà, ont été plus particulièrement étudiés ces dernières années par le docteur Legrain (1).

Nous ne pouvons donner ici qu'un résumé de la question.

L'hérédité alcoolique influe de trois façons sur l'état mental de l'enfant. Tout d'abord le buveur engendre le

____

(1) LEGRAIN : *Hérédité et alcoolisme.* Paris, 1889. — *Dégénérescence sociale et alcoolisme.* Paris, 1895.

plus souvent un buveur. Un besoin inné de vin ou de liqueurs fortes, véritable impulsion qui ne tardera pas à devenir une habitude, se voit fréquemment chez les fils d'alcooliques; il commence généralement à apparaître vers l'âge de quinze à vingt ans, parfois beaucoup plus tôt, vers sept ou huit ans. D'autre part, l'hérédo-alcoolique présente vis-à-vis de l'alcool une susceptibilité toute particulière: une dose moindre que celle dont a besoin un individu normal suffit pour l'enivrer; en outre, l'ivresse a de la tendance à prendre chez lui la forme impulsive. Enfin l'alcoolisme des parents peut produire chez l'enfant les divers troubles psychiques que nous avons étudiés, depuis l'idiotie complète jusqu'à la simple instabilité.

Ainsi, les alcooliques créent des dégénérés et les dégénérés créent des alcooliques; il y a là, comme le dit si justement le docteur Legrain, un « cercle vicieux que l'alcool entretient ».

L'intelligence est peu touchée à la première génération chez les issus d'alcooliques. Sur 215 familles de buveurs qu'il a étudiées, le docteur Legrain n'a trouvé que peu d'idiots et d'imbéciles. Les enfants, assez intelligents, sont plutôt des instables: ils sont nerveux, coléreux, parfois impulsifs et méchants; ils dorment mal et présentent fréquemment des convulsions; les mauvais instincts et les vices ne sont pas rares chez eux. Le poison ne fait, en somme, qu'irriter le système nerveux.

A la deuxième génération, les idiots et les arriérés sont en plus grand nombre; l'épilepsie augmente de fréquence ; la dipsomanie est presque constante. Non seulement la déchéance intellectuelle est plus profonde, mais elle frappe aussi un plus grand nombre d'individus.

A la troisième génération, les enfants sont à peu près tous anormaux, à un degré plus ou moins prononcé.

Sur les 172 enfants anormaux que le docteur Ley a examinés à l'École d'enseignement spécial d'Anvers, 73 ont un père nettement alcoolique, soit 42,4 p. 100, 9 une mère alcoolique, soit 5,2 p. 100.

D'après les renseignements fournis par les mères qui ont amené leurs enfants au Dispensaire, nous sommes arrivés relativement à l'alcoolisme du père à une proportion de 33 p. 100; mais elle ne représente que les cas d'alcoolisme avoué. Elle peut certainement être doublée sans exagération.

Les parents, ou tout au moins les pères des anormaux, sont donc presque toujours des alcooliques. Nous ne voulons pas dire pour cela que les troubles mentaux soient constamment dus à l'éthylisme héréditaire lorsqu'il existe. Ce dernier, en effet, n'agit souvent pas seul; en tous cas, lorsqu'il n'est pas une cause déterminante, il est une cause aggravante de l'état de l'enfant, ce dernier devenant le plus souvent alcoolique lui-même, par prédisposition innée ou par l'exemple que lui donnent ses parents.

3° *Syphilis*. — Tout comme l'alcoolisme héréditaire, l'hérédo-syphilis affectionne particulièrement le système nerveux de l'enfant, qu'elle frappe plus ou moins gravement, engendrant ainsi les troubles les plus divers. L'influence de cette intoxication sur le développement des facultés intellectuelles et morales de l'enfant a été, de la part de M. le professeur Fournier et de son fils, le docteur E. Fournier, l'objet de recherches intéressantes. La conclusion qui se dégage de leurs travaux, c'est que la syphilis héréditaire peut donner lieu chez l'enfant aux manifestations psychiques les plus variées: idiotie, arriération intellectuelle, épilepsie, hystérie, neurasthénie, instabilité, perversion morale.

Un auteur allemand, Cassel, a trouvé la syphilis chez les parents d'enfants arriérés dans 5,4 p. 100 des cas. Le docteur Ley cite le chiffre de 4,6 p. 100. Mais ce sont certainement là des chiffres trop faibles, la recherche de cette tare étant des plus délicates et des plus difficiles.

4° *Tuberculose.* — Son influence a été bien étudiée par M. le professeur Landouzy et par le docteur Mosny. Cette affection se rencontre très souvent chez les parents des anormaux (15 à 50 p. 100 suivant les auteurs).

Cela n'a rien d'étonnant, étant donné sa fréquence dans le milieu ouvrier où ont précisément été recrutés les anormaux examinés. Mais l' « hérédo-dystrophie paratuberculeuse » (Mosny), frappe plus facilement le système cardio-vasculaire que le système nerveux.

5° *Autres causes héréditaires.* — L'influence d'autres infections ou intoxications, en particulier le paludisme et le saturnisme, a été signalée. Mais ces causes sont bien moins fréquentes que les précédentes et aucune recherche précise n'a été faite à ce sujet.

⁂

Consanguinité. — Les mariages consanguins ont été accusés depuis longtemps déjà d'être un des facteurs principaux de la dégénérescence. Après avoir été vivement discutée, la question semble être aujourd'hui mise au point. Il est certain que les produits d'unions consanguines sont fréquemment d'une infériorité marquée. Mais cela ne tient pas au seul fait de la consanguinité. « Ce n'est pas la consanguinité qui est saine ou morbide, c'est le terrain sur lequel elle se produit », ainsi que l'a fait remarquer M. le professeur Lacassagne. En d'autres termes, les mariages consanguins n'ont pas d'influence fâcheuse sur la santé des enfants, si les époux sont parfaitement sains et si leur famille ne présente aucune tare héréditaire. Dans le cas contraire, la consanguinité est un facteur d'aggravation; elle agit par l'accumulation de l'hérédité: la nervosité est alors « passée au carré », suivant l'expression de Paul Bert. Des exceptions ont pu être signalées; elles n'infirment nullement la règle que nous venons d'exposer (1).

(1) Des cas exceptionnels ont également été rapportés à propos de l'influence de l'hérédité. N'a-t-on pas vu des hommes d'une intelligence tout à fait remarquable, indemnes de toute tare psychique, avoir pour enfants des arriérés, voire des idiots? Il importerait d'abord de connaître d'une façon parfaite les antécédents héréditaires du père et de la mère, ce qu'il est souvent impossible de savoir. Et si des recherches précises effectuées à

E. CHAZAL

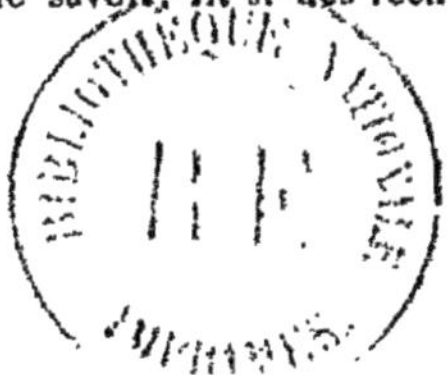

*
* *

Influences agissant au moment de la conception.
— Les éléments sexuels, mâle et femelle, apportent
à la formation de l'œuf non seulement des propriétés
héréditaires, dont nous venons de voir l'influence
néfaste, mais aussi des propriétés acquises, dues aux
conditions dans lesquelles se trouvent passagèrement,
au moment de la conception, un ou les deux géniteurs. Cet état particulier des parents au moment du
coït, état qui va retentir sur le développement de
l'embryon, peut provenir de causes diverses dont les
principales sont: l'âge, l'ivresse, la misère physiologique, les troubles psychiques.

1° *Age.* — Le grand âge des procréateurs, soit
d'un seul, soit des deux, a été incriminé comme cause
de défectuosité mentale chez l'enfant. D'après les
quelques recherches faites à ce sujet, il semble que
cette cause agisse seulement dans la production de
l'idiotie ou de l'imbécillité, et non dans celle des autres
tares mentales. Mais des études plus approfondies
sont nécessaires pour que la question soit mise au
point.

2° *Ivresse.* — Son influence est connue depuis

cet égard aboutissaient à des résultats négatifs, ne pourrait-on pas, sans
admettre la formule de Moreau de Tours « le génie est une névrose », ce
qui simplifierait bien la question, mettre sur le compte d'un épuisement
cérébral de ces hommes supérieurs l'infériorité intellectuelle de leurs
enfants ?

longtemps. Diogène ne disait-il pas déjà à un jeune débauché: « Mon ami, ton père t'a engendré étant ivre. »

A Sparte, une loi de Lycurgue interdisait sévèrement le vin aux jeunes époux le jour de leur mariage.

Plus près de nous, cette question a été l'objet d'intéressantes recherches de la part d'Esquirol, de Morel, au point de vue clinique et de Féré au point de vue expérimental. Il en résulte que l'ivresse des parents au moment du coït, « véritable névropathie transitoire » (Féré), produit chez l'enfant des troubles psychiques divers et plus ou moins graves. Mais on conçoit sans peine la difficulté et même l'impossibilité qu'il y a d'obtenir des parents des renseignements précis sur un fait qui remonte à plusieurs années.

Des recherches effectuées en Suisse ont montré que les anormaux sont plus nombreux parmi les enfants conçus pendant la période des vendanges que parmi ceux conçus à une autre époque de l'année.

Les *enfants du dimanche*, comme on les appelle en Belgique, seraient, par rapport aux autres enfants, dans un état d'infériorité mentale plus ou moins prononcée. C'est là, sans doute, une vérité; mais elle est difficile à contrôler.

3° *Misère physiologique.* — Son influence n'a guère été étudiée que par Legrand du Saulle sur les *enfants du siège.* Sur quatre-vingt-douze enfants nés pendant les derniers mois de l'année 1871, le célèbre aliéniste en a trouvé soixante-quatre atteints de troubles intellectuels ou moraux; les vingt-huit autres étaient petits et malingres.

4° *Troubles psychiques.* — On trouve déjà dans Hésiode, le conseil de s'abstenir du coït au retour des cérémonies funèbres, de crainte d'engendrer des enfants mélancoliques.

Dans le même ordre d'idées, l'Histoire ne nous apprend-elle pas qu'un des enfants adultérins de Louis XIV, conçu pendant une crise de larmes et de remords de Mme de Montespan, que les cérémonies du Jubilé avaient émue, conserva toute sa vie un caractère qui le fit nommer *l'enfant du Jubilé?*

Mais, plus encore qu'au sujet de l'ivresse, il est difficile de se procurer par l'interrogatoire des parents des anormaux des renseignements exacts sur leur état psychique au moment de la conception de ces enfants.

**

Influences agissant pendant la grossesse. — Les souffrances de la femme enceinte ont leur répercussion immédiate sur le fœtus. Nous ne pouvons que signaler, sans y insister, les nombreux et variés *accidents de la grossesse* qui peuvent être chez l'enfant la cause de troubles mentaux. Ce sont : les maladies générales aiguës, les intoxications (abus des boissons spiritueuses et du café), les traumatismes portant sur l'abdomen, le surmenage physique, les conditions hygiéniques par trop défectueuses, les fortes émotions (contrariétés, frayeurs). Toutes ces causes sont d'autant plus actives qu'elles agissent à une époque plus rapprochée du début de la grossesse; et leur influence se fait sentir d'autant plus fortement qu'elles sont le plus souvent associées entre elles.

Ces mauvaises grossesses ont été signalées dans 14,5 p. 100 des cas par le docteur Ley; nous les avons trouvées chez les mères des anormaux examinés au Dispensaire dans la proportion de 17 p. 100.

*
* *

Influences agissant pendant l'accouchement. — Les accouchements laborieux et ceux qui nécessitent l'emploi du forceps ont été notés depuis longtemps comme pouvant occasionner des désordres cérébraux chez l'enfant. Ils agissent, soit par traumatisme direct, soit par stase sanguine. L'idiotie, l'épilepsie, l'arriération mentale ont été signalées comme résultant de ces accouchements anormaux.

Pour le docteur Bourneville, tous les enfants qui ont offert de l'asphyxie à la naissance sont prédisposés aux convulsions et à leurs conséquences (idiotie, épilepsie, etc.).

Cette influence de l'accouchement a été rencontrée par le docteur Ley dans 7,5 p. 100 des cas.

*
* *

Les causes que nous venons de signaler, agissant au moment de la conception, pendant la grossesse ou l'accouchement, ne font presque toujours qu'aggraver des tares héréditaires; en l'absence de celles-ci, elles sont souvent, en effet, impuissantes à créer par elles-mêmes, chez l'enfant, des troubles psychiques.

On voit donc, par les considérations que nous venons d'exposer, combien de probabilités ont les enfants d'apporter en naissant des tares plus ou moins profondes; et la comparaison d'Edmond About de l'âme de l'enfant avec « la neige sans tache de la Jungfrau, que nulle empreinte n'a souillée, pas même celle du pied d'un oiseau », pour être poétique, n'en est pas moins singulièrement fausse.

* * *

Causes postérieures à la naissance

Les causes susceptibles de troubler la vie psychique de l'enfant après sa venue dans le monde ne sont pas moins nombreuses et variées que celles que nous avons vu agir avant sa naissance. Elles peuvent être réparties dans les deux groupes suivants:

1° Causes pathologiques;
2° Causes sociales.

Causes pathologiques. — Ce sont toutes les maladies, infections et intoxications de la première enfance, capables de retentir sur l'état mental de l'enfant. Nous étudierons successivement : les traumatismes craniens, les infections, les végétations adénoïdes, les altérations des glandes à sécrétion interne, les convulsions, l'onanisme.

1° *Traumatismes craniens.* — Des cas très nets prouvant leur influence ont été signalés; ils sont cependant assez rares. A moins d'être d'une violence particulière, ces traumatismes ne produisent guère de désordres cérébraux que chez les enfants héréditairement prédisposés.

2° *Infections.* — Toutes les maladies infectieuses, par ce fait que leurs microbes ou les toxines que sécrètent ces derniers peuvent produire l'inflammation des méninges ou de l'écorce cérébrale, sont susceptibles d'être le point de départ de troubles mentaux chez l'enfant, pouvant aller jusqu'à l'idiotie (idiotie méningitique ou méningo-encéphalitique). Le docteur Ley a rencontré cette influence dans 9,8 p. 100 des cas.

3° *Végétations adénoïdes.* — Les adénoïdiens se rencontrent en assez grand nombre parmi les anormaux. Nous avons trouvé pour les enfants examinés au Dispensaire la proportion de 21 p. 100. Le problème qui se pose ici est de savoir s'il y a là une relation de cause à effet ou une simple concomitance.

Il est aujourd'hui unanimement reconnu que les végétations adénoïdes, et, d'une façon plus générale, les troubles du fonctionnement de la respiration nasale, sont susceptibles de déterminer chez l'enfant des modifications de la mentalité. Ces dernières se traduisent surtout par un syndrome que Guye (d'Amsterdam) a désigné sous le nom d'*aprosexie*, et qui est caractérisé par une difficulté d'attention et un défaut de mémoire. Il s'y ajoute le plus souvent un état d'instabilité physique assez prononcé.

Les végétations adénoïdes, en outre de la gêne qu'elles apportent à la respiration nasale, occasionnent souvent un degré plus ou moins profond de surdité, ce qui aggrave encore l'état d'infériorité intellectuelle des enfants qui en sont atteints. Aussi ces derniers sont-ils tous de mauvais élèves, irresponsables bien entendu, et c'est avec raison qu'on a décrit « le cancre d'origine nasale (1) ».

Mais il est généralement assez difficile de faire, dans la production des troubles psychiques des anormaux, la part exacte de ces causes d'origine nasale; car elles sont le plus souvent associées à une ou plusieurs des autres causes que nous avons précédemment décrites. Et ce n'est que dans des cas relativement rares, chez des adénoïdiens exempts de toute autre tare, héréditaire ou acquise, que les troubles mentaux peuvent être rapportés à leur cause légitime.

Ce qu'il faut savoir, au point de vue pratique, c'est qu'il y a des végétations adénoïdes qui produisent, au moment de leur apparition chez des enfants jusque-là parfaitement normaux, des modifications de l'intelligence ou du caractère, et qu'il y en a d'autres qui sont une cause aggravante et non déterminante des troubles psychiques avec lesquels elles coexistent. Nous verrons plus loin, à propos du traitement,

----

(1) BAURIS : Le cancre d'origine nasale. *Revue de laryngologie et de rhinologie*, 1890.

quelles doivent être les conclusions à tirer de ces considérations.

4° *Altérations des glandes à sécrétion interne.* — Bien qu'il reste encore beaucoup à apprendre sur le rôle des glandes à sécrétion interne (corps thyroïde, thymus, pituitaire, capsules surrénales, glandes génitales), on sait cependant aujourd'hui que les altérations ou la suppression de ces organes amènent dans la vie psychique de l'individu des troubles plus ou moins profonds. Mais ces derniers n'apparaissent pour la plupart qu'à l'âge adulte. Seuls, ceux qui relèvent de l'absence ou de l'insuffisance fonctionnelle du corps thyroïde se montrent chez l'enfant, cette hypothyroïdation aboutissant au *myxœdème*. Il y a lieu de distinguer le myxœdème congénital ou idiotie myxœdémateuse et le myxœdème survenant à une période plus ou moins avancée. Plus le myxœdème survient de bonne heure, plus les troubles psychiques qu'il occasionne sont profonds. Ceux-ci peuvent, en tous cas, se caractériser d'un seul mot : les myxœdémateux sont des *asthéniques*.

5° *Convulsions.* — Les convulsions de la première enfance sont fréquemment notées chez les anormaux.

Le docteur Ley donne le chiffre de 28,4 p. 100 ; la proportion que nous avons trouvée pour les anormaux venus au Dispensaire est de 17 p. 100.

Ces chiffres sont certainement inférieurs à la réalité, les renseignements faisant ordinairement défaut pour les enfants élevés en nourrice.

Quoiqu'il en soit, il n'y a aucune relation de cause

à effet entre les convulsions et les troubles psychiques qui surviendront plus tard; les premières ne sont qu'un signe précurseur des seconds. L'éclampsie infantile est un stigmate d'hérédité névropathique ou alcoolique. Les causes qui la déterminent sont des plus nombreuses et des plus variées; mais elles n'agissent que chez les prédisposés.

Il n'existe pas non plus de rapport déterminé entre les convulsions et la nature des troubles mentaux dont elles prévoient l'éclosion. On a reconnu cependant que les épileptiques ont pour la plupart présenté des convulsions. Mais celles-ci ont également été notées dans toutes les autres catégories d'anormaux.

6° *Onanisme*. — Après avoir accusé ce vice d'être la cause de la pire déchéance intellectuelle, on admet plutôt aujourd'hui qu'il n'est qu'un signe de dégénérescence mentale. Ce n'est pas parce qu'il se livre à cette mauvaise habitude qu'un enfant deviendra anormal; c'est parce qu'il est anormal qu'il est onaniste. Mais, de même que les excès génitaux sont, chez l'adulte, une cause d'affaiblissement des facultés intellectuelles, en particulier de la mémoire, le vice solitaire ne peut qu'aggraver les troubles mentaux de l'enfant anormal, et cela d'autant plus que ce dernier s'y laisse aller avec la plus grande frénésie.

** **

Causes sociales. — La vie sociale de l'enfant se partage entre la famille, l'école et la rue. Dans chacun de ces milieux, qui concourent sous diverses formes à son éducation physique, intellectuelle et morale, nombreuses sont les influences qui peuvent retentir désastreusement sur son cerveau en voie de formation et faire de lui un anormal, surtout s'il est déjà frappé de quelque tare héréditaire. Nous étudierons successivement le milieu familial, le milieu scolaire et la rue.

1° *Milieu familial.* — Il nous faut ici faire une distinction entre les familles d'ouvriers et les familles dont les chefs sont des employés ou occupent des situations libérales.

Dans les premières, la misère physiologique, la maladie, l'absence des notions les plus élémentaires d'hygiène, l'alcoolisme et la débauche, les lectures malsaines (1), les honteux exemples et même les conseils criminels donnés aux enfants, les mauvais traitements qui leur sont infligés, etc., peuvent s'unir pour faire germer sur un terrain, que l'hérédité n'avait déjà que trop préparé, les défectuosités intellectuelles et morales les plus graves.

Dans les secondes, ce n'est plus le manque total d'éducation qui agit, c'est une éducation mal comprise; et le mal, pour être moins profond, n'en est pas moins réel. Les histoires terrifiantes qu'on

---

(1) Nous comprenons sous cette appellation non seulement la littérature ordurière, qui agit avec une violence toute particulière sur le cerveau des anormaux, mais aussi les récits détaillés que la presse quotidienne donne sur les suicides, les crimes et les scandales. Les anormaux, friands de ces lectures, réagissent mal contre les incitations qu'elles leur procurent, et, de lecteurs ils deviennent un jour acteurs.

raconte aux enfants, les excès de sévérité, comme aussi ceux de tendresse dont on fait preuve à leur égard, les châtiments corporels qu'on leur inflige, les mensonges qu'on se croit obligé de leur dire pour leur cacher certaines vérités, les lectures dangereuses (1) qu'on leur permet, voilà ce qui contribue à faire d'eux des enfants peureux, irritables, menteurs, névrosés, sans volonté et sans initiative: ils sont toujours des subnormaux et parfois de vrais anormaux; mal élevés, ils élèveront de même leurs enfants.

Ainsi, la plupart des enfants vicieux ne sont que des *enfants viciés.* Et le mot de Brieux : « nos parents sont nos premiers ennemis », quelque paradoxal qu'il paraisse, est souvent douloureusement exact; ennemis sans le vouloir, il est vrai, car ils sont de bonne foi — exception faite évidemment des parents criminels — et c'est sincèrement persuadés de ce qu'ils croient être leur devoir qu'ils font le malheur de ceux qu'ils ont mis au monde.

Avant de passer à l'étude du milieu scolaire, nous voudrions insister plus particulièrement sur les deux points suivants: l'alcoolisme des enfants et les châtiments corporels.

a) Alcoolisme chez l'enfant. — Nous entendons par là l'intoxication — nous devrions dire l'empoisonnement — alcoolique de l'enfant par ses parents. Nous connaissions depuis longtemps déjà l'étrange

____

(1) Voir la note de la page précédente.

coutume que l'on a, dans certaines contrées de la France, de mettre un peu d'alcool dans le biberon des nourrissons. Mais ce que nous ne savions pas, jusqu'à ces derniers temps, c'est que l'alcoolisme existât, sous toutes ses formes et d'une façon régulière, chez les enfants du peuple. Une enquête que nous avons faite récemment dans deux écoles de notre ville (une de garçons et une de filles), de la façon la plus discrète et la plus propre à éviter des erreurs, a dissipé notre ignorance (1). Voici, en effet, les chiffres que nous avons trouvés :

ECOLE DE GARÇONS

En 5ᵉ classe (enfants de 6 à 7 ans), sur 60 élèves:

10 boivent du *vin pur* à leurs repas;
20 boivent de *l'alcool* le dimanche et 3 tous les jours;
50 ont bu de *l'absinthe* et 20 en boivent le dimanche;

En 4ᵉ classe (enfants de 7 à 8 ans), sur 58 élèves:

17 boivent du *vin pur* à leurs repas;
25 boivent de *l'alcool* le dimanche et 15 tous les jours;
15 boivent de *l'absinthe* le dimanche.

En 3ᵉ classe (enfants de 8 à 10 ans), sur 50 élèves:

11 boivent du *vin pur* à leurs repas;
16 boivent de *l'alcool* le dimanche et 7 tous les jours;
26 ont bu de *l'absinthe* et 8 en boivent le dimanche.

(1) L'éveil nous avait cependant déjà été donné au mois de juillet dernier, au moment du départ pour la montagne des enfants envoyés dans l'Ardèche par la *Caisse des écoles*. Un certain nombre d'entre eux, en effet, étaient porteurs de flacons d'eau-de-vie ou d'absinthe.

En 2ᵉ classe (enfants de 10 à 11 ans), sur 44 élèves :

18 boivent du *vin pur* à leurs repas;
7 boivent de l'*alcool* tous les jours;
10 boivent de l'*absinthe* le dimanche.

En 1ʳᵉ classe (enfants de 11 à 12 ans), sur 42 élèves; :

25 boivent du *vin pur* à leurs repas;
8 boivent de l'*alcool* tous les jours;
15 boivent de l'*absinthe* le dimanche;

ECOLE DE FILLES

En 5ᵉ classe (enfants de 10 à 11 ans), sur 38 élèves :

38 boivent du *vin pur* à leurs repas;
22 boivent de l'*alcool* le dimanche;
20 boivent de l'*absinthe* le dimanche.

En 4ᵉ classe (enfants de 7 à 8 ans), sur 35 élèves :
25 boivent du *vin pur* à leurs repas;
14 boivent de l'*alcool* le dimanche;
9 boivent de l'*absinthe* le dimanche;

En 3ᵉ classe (enfants de 8 à 10 ans), sur 30 élèves :
20 boivent du *vin pur* à leurs repas;
12 boivent de l'*alcool* le dimanche;
10 boivent de l'*absinthe* le dimanche;

En 2ᵉ classe (enfants de 10 à 11 ans), sur 36 élèves :
24 boivent du *vin pur* à leurs repas;
18 boivent de l'*alcool* le dimanche;
10 boivent de l'*absinthe* le dimanche;

En 1ʳᵉ classe (enfants de 11 à 12 ans), sur 28 élèves :

13 boivent du *vin pur* à leurs repas;
13 boivent de l'*alcool* le dimanche;
0 (?) boivent de l'*absinthe*.

Ces chiffres, qui sont même probablement au-dessous de la vérité, se passent de commentaires. Disons cependant que l'absinthe bue par ces enfants n'est pas de l'absinthe de Pontarlier; nous ne pouvons que le regretter, car, paraît-il, cette dernière n'aurait aucun pouvoir toxique!

Signalons, d'autre part, que la majorité des enfants de deux à cinq ans qui sont nourris dans les cantines des écoles maternelles apportent du vin pour leurs repas. Il n'est, certes, généralement pas pur; mais c'est pourtant plus que de l'eau rougie. Il nous paraît éminemment désirable que les pouvoirs compétents édictent un règlement interdisant l'apport du vin dans les écoles maternelles. Par la même occasion, il pourrait être institué pour les cantines de ces écoles, ce qui n'existe pas, des menus établis d'après les préceptes de l'hygiène élémentaire de l'enfance.

Où sont les temps où les Spartiates plongeaient leurs esclaves dans l'ivresse et les plaçaient ensuite sous les yeux de leurs enfants, afin de les éloigner à tout jamais de la pensée de s'enivrer en leur faisant voir à quel degré d'abjection l'homme pouvait descendre par l'abus des boissons enivrantes?

Notre enquête nous a aussi montré que la plupart

de ces enfants boivent du café journellement et un certain nombre deux fois par jour. Le café, pour n'avoir pas les inconvénients de l'alcool ou de l'absinthe, n'en met pas moins les enfants dans un état de surexcitation qui ne peut que leur être nuisible.

b) Châtiments corporels. — Le système des coups, même des simples gifles, est un système condamnable, et cela pour plusieurs raisons. Tout d'abord, on frappe généralement des irresponsables; ensuite, les résultats obtenus ne sont pas très brillants, n'étant guère durables: ce sont toujours les mêmes qui sont battus. D'autres inconvénients sont encore à signaler : on habitue l'enfant à bien agir uniquement par peur des coups; on lui donne l'exemple de la colère; certains enfants restent à jamais terrorisés; chez des prédisposés, on a vu l'épilepsie se déclarer à la suite d'une correction.

2° *Milieu scolaire.* — Nous n'avons nullement la prétention de soutenir que l'école crée de toutes pièces des anormaux. Mais nous croyons sincèrement que le régime scolaire actuel aggrave les troubles psychiques de ces derniers. Le cerveau de ces enfants, ne digérant pas — que l'on nous passe l'expression — les leçons qu'on lui sert, ne peut que s'atrophier de plus en plus, comme tout organe qui ne travaille pas.

Les punitions qu'on inflige aux anormaux, punitions imméritées puisqu'elles s'adressent à des malades, et les railleries dont ces derniers sont accablés par leurs camarades mieux doués ne peuvent que favoriser l'éclosion de mauvais sentiments chez ceux qui sont naturellement bons, et pousser au pire les instincts de révolte et de méchanceté de ceux qui sont pervertis.

L'immobilité exigée des instables pendant de longues heures ne fait qu'entretenir l'état de nervosité de ces derniers, auxquels conviendrait un régime scolaire spécial, où une grande part serait faite aux exercices physiques.

Depuis plusieurs années déjà, un certain nombre d'esprits de bon sens, parmi lesquels M. le professeur Beauvisage, réclament la substitution à notre *enseignement livresque*, basé sur l'étude des mots et des textes, d'une méthode d'instruction plus rationnelle, c'est-à-dire de la méthode d'observation directe des choses et des êtres. Une telle réforme, qui serait du plus grand profit pour les normaux, diminuerait certainement à l'avenir le nombre des anormaux ; en effet, les enfants atteints de troubles mentaux légers et que nous considérons comme des anormaux, ou plutôt comme des subnormaux, vis-à-vis de la méthode actuelle d'enseignement seraient des normaux en face de cette méthode plus simple et plus rationnelle que nous voudrions voir substituer à l'autre.

Quant à la question du surmenage, elle ne se pose guère ici, les excès intellectuels n'existant à peu près pas dans l'enseignement primaire. Quelques élèves se surmènent bien à l'époque du certificat d'études; mais ce sont presque uniquement les premiers de la classe, les normaux, ou quelques anormaux supérieurs, non arriérés, et cette fatigue passagère est insuffisante à troubler leurs facultés intellectuelles, exception faite, toutefois, pour quelques prédisposés qui succombent à la méningite tuberculeuse.

3° *Rue*. — Qu'il nous suffise de signaler ici l'influence malsaine qu'exerce la rue sur le cerveau affaibli des anormaux soit par les dangereuses connaissances que ces enfants peuvent y faire, soit par les gravures pornographiques ou terrifiantes (scènes de crime) qui s'étalent aux vitrines des libraires.

Nous en avons fini avec l'étude des causes des troubles psychiques chez les enfants. Elles sont nombreuses et variées, ainsi que l'on a pu s'en rendre compte. Mais il faut bien savoir qu'elles n'agissent pas toutes avec la même fréquence, ni avec la même intensité. Nous avons vu chemin faisant qu'un certain nombre d'entre elles sont insuffisantes à créer l'état anormal; elles ne font que provoquer son apparition sur un terrain prédisposé, ou l'aggraver s'il existe antérieurement à elles. La réunion de plusieurs de ces causes chez un même anormal est la règle, et ce que l'on trouve habituellement peut ainsi se schématiser : hérédité alcoolique + mauvaise éducation.

CHAPITRE VI

Comment il faut résoudre le problème thérapeutique : traitement médico-pédagogique dans le présent et lutte prophylactique pour l'avenir.

Le problème thérapeutique qu'il s'agit de résoudre ici comporte deux points, chacun d'égale importance, que nous envisagerons successivement. Il faut, en effet :

1° Faire bénéficier les anormaux existant actuellement d'un traitement spécial, à la fois médical et pédagogique, basé sur la psycho-physiologie particulière à ces dégénérés, de façon à les guérir, ou tout au moins à les améliorer : c'est là un premier but, *curatif;*

2° Lutter contre les différents facteurs étiologiques dont nous avons montré l'influence, afin de, sinon faire disparaître complètement à l'avenir les anormaux, en diminuer sérieusement le nombre : voilà le second but, *préventif.*

Traitement curatif

La collaboration du médecin et du pédagogue, nécessaire à l'éducation intégrale de tout enfant, en raison des rapports étroits qui unissent le corps et l'esprit, collaboration dont l'importance s'affirme chaque jour davantage, est complètement indispensable lorsqu'il s'agit d'anormaux. Ces derniers, en effet, sont des malades — nous l'avons suffisamment montré dans les pages qui précèdent, — mais des malades spéciaux, des malades de l'esprit.

Le traitement médical est insuffisant à lui seul à les améliorer; l'intervention de la pédagogie, d'une pédagogie spéciale entendons-nous, est nécessaire. Le médecin et l'instituteur doivent, ainsi que l'a dit le docteur Suttleworth, « marcher la main dans la main ». Isolés, ils ne peuvent rien; unis, ils peuvent tout.

Le médecin fera l'examen physique de l'enfant; il traitera, s'il y a lieu, les affections organiques; il renseignera l'éducateur sur l'influence de l'hérédité, des maladies acquises et du milieu sur le développement mental du dégénéré.

L'éducateur fournira au médecin des renseignements importants sur les facultés intellectuelles de l'enfant, sur son caractère, ses sentiments, son sens moral.

Et c'est grâce à toutes ces données que le médecin et le pédagogue pourront établir, sur des bases scientifiques, la méthode rationnelle d'éducation qui conviendra à chaque anormal.

Le traitement des anormaux doit donc être, suivant l'expression créée par le docteur Bourneville, un « *traitement médico-pédagogique* ».

Cela dit, nous allons étudier d'une façon assez détaillée quel doit être cet enseignement spécial, où et par qui il doit être donné. Nous verrons, chemin faisant, lorsqu'il y aura lieu, les critiques à faire aux conclusions adoptées par la *Commission ministérielle pour l'éducation des anormaux*, conclusions que nous avons citées plus haut.

L'éducation spéciale qui convient aux anormaux ne peut leur être donnée, cela va de soi, dans les écoles ordinaires. Il faut donc créer, pour eux, des classes ou des établissements spéciaux, à l'exemple de ce qui existe dans les pays étrangers.

L'organisation la plus simple à réaliser, la moins coûteuse est certainement la création dans les écoles primaires de *classes spéciales*. Mais ces dernières ne peuvent donner de bons résultats que si elles sont instituées dans de certaines conditions. Chacune d'elles, d'une part, ne doit recevoir que des anormaux de même type; et cette organisation, d'autre part, ne convient guère qu'à une seule catégorie d'anormaux, ainsi que nous le verrons tout à l'heure.

La création d'*écoles spéciales*, autonomes, avec externat, demi-pensionnat ou internat, est d'une réalisation certainement plus complexe; mais là seulement est la solution du problème. Ce qu'il faut bien savoir, toutefois, c'est qu'à chaque type d'anormaux doit correspondre une organisation particulière. Et c'est ici que la classification que nous avons adoptée au début de notre ouvrage va trouver son application pratique; les principes qui nous ont guidé pour diviser les anormaux en groupes homogènes vont nous servir maintenant pour les répartir dans les établissements qui leur conviennent.

Il y a lieu, tout d'abord, de mettre à part les *idiots* et les *imbéciles*. Un seul genre d'établissement convient à ces anormaux profonds : l'asile; non pas l'asile d'aliénés, où l'on se contenterait de les assister, mais l'*asile-école*, où leur sera donnée, suivant la méthode de Seguin-Bourneville, l'éducation qu'ils sont susceptibles d'acquérir.

Cette méthode, dont les premiers principes avaient été posés par Itard, et dans le détail de laquelle nous ne pouvons entrer ici, comprend :

1° L'*éducation physiologique : a*) des fonctions de la vie organique (digestion, respiration, circulation); — *b*) des fonctions de la vie de relation, c'est-à-dire du système musculaire; — *c*) des sens (toucher, vue, ouïe, goût, odorat); — *d*) de la parole;

2° L'*éducation psychologique* ou des fonctions intellectuelles (attention, mémoire, réflexion, jugement, etc.), permettant d'arriver à la lecture, à l'écriture, au dessin, au calcul, etc.;

3° *L'éducation des instincts* (instincts de conservation et de sociabilité, instinct génésique) et le *traitement moral* (notion du moi et du non-moi, sentiment de la propriété, habitudes d'ordre, notion du bien et du mal, etc.) ;

4° *L'éducation professionnelle;*

5° Le *traitement médico-pharmaceutique* (soins hygiéniques, hydrothérapie, bromure).

Il est certain qu'il ne faut demander à cette méthode que ce qu'elle peut donner. Les idiots ne se rapprocheront jamais des normaux, même de loin. Mais le traitement médico-pédagogique, à condition qu'il soit basé sur cette formule du docteur Sollier, « maximum d'éducation pratique et minimum d'éducation scolaire », donne des résultats qui justifient pleinement le temps employé à l'amélioration de ces dégénérés. Une fois éduqués, les idiots ne devront pas être lancés dans la vie sociale ; ils sont encore trop imparfaits; mais ils resteront dans leurs établissements, où, par des travaux agricoles ou autres, ils rembourseront à la société l'argent qu'elle aura dépensé pour leur perfectionnement.

Quant aux idiots incurables, ils devraient être hospitalisés dans des quartiers spéciaux des asiles d'aliénés.

Ce que nous venons de dire à propos de l'éducation des idiots s'applique naturellement aussi aux imbéciles, qui retireront du traitement médico-pédagogique des bénéfices encore plus appréciables. Cer-

tains d'entre eux, de caractère doux, aimant particulièrement les animaux, pourront se rendre utiles,
comme bergers par exemple.

Notons enfin que les résultats seront d'autant plus
complets que le traitement aura été commencé de
meilleure heure.

La méthode d'éducation intellectuelle qu'il convient d'appliquer aux arriérés moyens et légers, et
même aux non arriérés, est la même pour tous ces
anormaux. Mais il faut des établissements différents
pour les divers types que nous avons décrits : pervertis, non pervertis, instables, asthéniques.

Les *pervertis* — nous n'entendons par là que ceux
qui le sont à un degré marqué, qui sont un danger
physique ou moral pour leurs camarades — sont
justiciables de ce que l'on a appelé les *écoles de
réforme.* La caractéristique de ces dernières, situées
à la campagne, serait l'application d'une discipline
sévère, en ne perdant pas de vue toutefois que l'on
se trouve en face de malades à guérir plutôt que de
coupables à punir. La cause de la perversion de ces
enfants devant être presque toujours recherchée
dans la famille — nous avons suffisamment insisté
sur ce point, — il est indispensable que le régime
de ces écoles soit l'internat. Soustraits à l'influence
du milieu familial, surtout s'ils le sont de bonne
heure, la plupart de ces pervertis ne tarderont pas
à s'améliorer; ils pourront alors passer dans les établissements destinés aux non pervertis. Ceux qui
seront trop foncièrement vicieux pour pouvoir être
amendés resteront définitivement dans ces écoles,

où ils seront employés, soit aux travaux de la terre, soit à d'autres travaux manuels (1).

Restent encore les non pervertis, les uns instables, les autres calmes. Les *instables,* auxquels conviennent des classes courtes, et en plein air lorsque le temps le permet, entrecoupées d'exercices physiques, retireront le plus grand profit *d'internats* situés à la campagne et à une certaine altitude. Ces établissements devront cependant ne pas être trop éloignés de la ville, afin que les parents puissent aller voir leurs enfants sans trop de frais.

Quant aux anormaux calmes, aux *asthéniques,* ils pourront rester dans les classes spéciales annexées aux écoles ordinaires, à condition toutefois qu'ils aient de bons parents et qu'ils ne perdent pas dans leur famille les bienfaits qu'ils auront retirés de l'école. Pour nous, nous préférerions à ces classes spéciales des *écoles spéciales* avec demi-pensionnat, où les enfants feraient au moins un bon repas. En outre, les anormaux d'âge et de degré d'arriération différents pourraient ainsi être répartis dans un certain nombre de classes, toutes soumises à une unité de direction, ce qui serait, certes, une excellente chose.

Voici, pour plus de clarté, exposées sous forme de tableau, les considérations que nous venons de développer:

---

(1) C'est surtout chez les pervertis que réussit la *méthode hypnotique,* dont le Dr Bérillon s'est fait le défenseur. Il sera bon de l'employer avant de déclarer ces anormaux incurables.

Anormaux profonds (Idiots, imbéciles)	Incurables		Asiles d'aliénés (Quartiers spéciaux)
	Améliorables		Asiles-écoles (Enseignement professionnel)
Anormaux moyens et légers	Pervertis..		Écoles de réforme (Internat : colonies agricoles, ateliers)
	Non pervertis	Instables.	Internats spéciaux (Classes en plein air)
		Non instables....	Écoles spéciales (Demi-pensionnat)

La direction de ces établissements doit-elle être confiée à un médecin ou à un pédagogue? Les deux opinions ont été soutenues. Pour nous, nous avons suffisamment insisté sur la nécessité d'une collaboration étroite du médecin et de l'éducateur; leurs rôles, parfaitement distincts l'un de l'autre, doivent se compléter mutuellement, et la notion d'une direction médico-pédagogique, une, malgré la dualité des personnes, nous apparaît comme indispensable.

La Commission ministérielle des anormaux demande (n° 19) un examen médical semestriel pour chaque élève et des mensurations anthropométriques tous les trois mois. Cela est tout fait insuffisant. Ces mensurations doivent être faites mensuellement; quant aux examens médicaux, le médecin doit être seul juge de leur fréquence, laquelle varie pour chaque enfant.

Il est évident que les anormaux atteints de troubles organiques (végétations adénoïdes, myxœdème) ou de névroses devront recevoir les soins médicaux qu'exige leur état.

La Commission dit d'autre part (n° 21) : « pour chaque enfant il sera tenu un livret médical et un livret scolaire ». Nous estimons que l'état intellectuel et moral de l'enfant est uni trop étroitement à son état physique pour que les indications fournies sur celui-ci par l'examen médical soient séparées des renseignements obtenus sur celui-là ; un livret unique, médico-pédagogique, devra être établi pour chaque élève.

Nous donnons ci-dessous les indications qui devront y être notées :

Nom et prénoms de l'enfant.
Date et lieu de naissance.
Adresse des parents.
Ecole d'origine.

Renseignements fournis par les parents

1° *Hérédité* (parents, grands-parents, oncles et tantes, frères et sœurs) :

      a) Névropathies ;
      b) Alcoolisme ;
      c) Syphilis ;
      d) Tuberculose ;
      e) Saturnisme ;
      f) Criminalité, suicide ;
      g) Consanguinité ;

2° *Conception* :

      a) Age des parents ;
      b) Ivresse ;
      c) Etat psychique particulier.

3° *Puerpéralité:*

    a) Grossesse ; maladies; traumatismes; émotions. La mère a-t-elle travaillé jusqu'au bout?
    b) Accouchement : laborieux; forceps; à terme? Poids de l'enfant.

4° *Allaitement:*

    a) Au sein: par la mère ou en nourrice?
    b) Au biberon: dans la famille ou en nourrice?

5° *Maladies :*

    a) Traumatismes craniens;
    b) Infections;
    c) Convulsions.

6° *Développement :*

    a) Dentition;
    b) Marche;
    c) Parole;
    d) Propreté;
    e) Apparition des premiers troubles psychichiques.

7° *Milieu familial:*

    a) Conditions économiques (profession des parents, logement, etc.) ;
    b) Conditions morales;
    c) Alcoolisme des parents et de l'enfant;
    d) Châtiments corporels.

Renseignements fournis par l'école d'origine

    a) En quelle classe était l'enfant?
    b) Quel rang occupait-il?
    c) Fréquentation scolaire;
    d) Comment se manifestaient ses troubles mentaux ?

Examen de l'enfant

1° *État physique :*

    a) Habitus général et faciès;

    b) Stigmates de dégénérescence:
        crâne;
        face;
        thorax;
        membres;
        organes génitaux;
        peau.

    c) Mesures anthropométriques:
        taille;
        poids;
        périmètre thoracique;
        céphalométrie.

2° *État physiologique:*

    a) Motilité :
        tremblements; spasmes;
        paralysies;
        réflexes;
        troubles de la parole;
        état des sphincters;
        crises.

    b) Sensibilité:
        froid; chaleur; douleur;
        organes des sens;

    c) Fonctions:
        respiration; végétations adénoïdes;
        circulation;
        digestion;
        corps thyroïde;
        sommeil.

3° *Etat intellectuel* (1) :

> a) Parole ;
> b) Lecture ;
> c) Ecriture ;
> d) Calcul ;
> e) Mémoire ;
> f) Attention ;
> g) Jugement ;
> h) Imagination ;
> i) Dispositions spéciales ; travaux manuels ;
> j) Troubles de l'intelligence.

4° *Etat instinctif et moral :*

> a) Instinct de conservation personnelle ;
> b) Instinct de la faim ;
> c) Instinct de la propriété ;
> d) Notion du bien et du mal ;
> e) Impulsivité ;
> f) Cruauté ;
> g) Vanité ; coquetterie ;
> h) Mythomanie ;
> i) Kleptomanie ;
> j) Onanisme ;
> k) Sentiments affectifs.

Quelle sera la méthode d'enseignement employée dans ces établissements spéciaux ? La Commission ministérielle dit (n° 16) que « la matière de l'ensei-

(1) Ces dernières années, un certain nombre de psychologues étrangers et, en France, MM. Binet et Simon, ont préconisé des moyens pratiques, des *tests*, qui permettent de doser en quelque sorte l'intelligence de l'enfant prise en elle-même et séparée de tout ce qui constitue le savoir. Nous ne pouvons entrer ici dans plus de détails, et nous renvoyons le lecteur au livre de MM. Binet et Simon : *Les enfants anormaux*, que nous avons déjà signalé.

gnement sera celle de l'école ordinaire, avec les simplifications qui seront jugées nécessaires ».

Cette formule, malgré la restriction qu'elle comporte, ne peut être admise. Les anormaux sont incapables de profiter de la méthode actuelle d'enseignement, c'est là ce qui les caractérise; ce n'est pas parce que cette dernière leur sera appliquée dans des établissements distincts des écoles ordinaires qu'ils en retireront un plus grand bénéfice. L'idée de spécialisation doit s'appliquer moins à l'état particulier des enfants qui seront reçus dans ces établissements qu'à la méthode d'instruction qui sera employée dans ces derniers. C'est pourquoi nous admettons, avec M. le professeur Beauvisage que « la matière de l'enseignement devra être essentiellement différente de celle de l'école ordinaire (1) ».

Quelle sera-t-elle alors? Nous ne pouvons mieux faire pour répondre à cette question, que de continuer à laisser parler M. le professeur Beauvisage : « Il conviendra tout d'abord de faire table rase des programmes actuels et de ne faire aucune concession au système moyenâgeux dont nous continuons à souffrir. Il faudra écarter ce vieux préjugé, héréditairement ancré dans les esprits, que toute éducation a pour point de départ la lecture et l'écriture, pour suite naturelle l'étude approfondie du langage, de la grammaire, de l'orthographe et des textes d'au-

(1) BEAUVISAGE : *Les programmes de l'enseignement primaire et les enfants anormaux.* (Communication faite au *Congrès de l'Association française pour l'avancement des Sciences,* Lyon, 1906.)

teurs, et pour procédé principal l'exercice de la mémoire, des mots et des phrases.

« Il faudra prendre pour base l'observation des choses, des êtres et des phénomènes, encouragée par l'éducation physique et le travail corporel, en songeant non seulement à exercer les muscles des bras et des jambes, mais à exercer aussi les organes des sens, par lesquels seuls, grâce à la curiosité, cette vertu cardinale qui en stimule le fonctionnement spontané, peuvent pénétrer dans le cerveau les éléments de toutes les connaissances; à exercer la voix et la parole qui permettent l'échange des idées et des sentiments; à exercer les mains au travail, en enseignant le maniement d'autres outils que le crayon et la plume.....

« Il faudra tendre à la recherche et à la culture des aptitudes et des dispositions naturelles des enfants, chercher à leur plaire et à les intéresser, au lieu de leur imposer des enseignements qu'ils ne comprennent pas et des devoirs qui les ennuient; tacher d'en faire des curieux, des observateurs et des chercheurs; s'efforcer de mériter et de retenir leur affection, de développer ainsi les bons sentiments dont le germe est dans leur cœur, et d'en tirer parti pour la culture de leur intelligence, aussi bien que pour la direction de leur activité » (1).

Telle est l'éducation, expérimentale dans son principe, individuelle dans son application, et pratique dans son but, qui doit être mise en œuvre pour le

---

(1) Beauvisage : *Loc. cit.*

meilleur développement des facultés intellectuelles
et morales des anormaux.

Les enfants normaux, d'ailleurs, ne pourraient
retirer de cette méthode que les plus grands avantages. Puisse-t-elle un jour être appliquée dans toutes les écoles de France!

Mais revenons à nos anormaux. Il ne faut songer
pour l'instant à créer ni programme, ni emploi du
temps, ni procédés spéciaux. La plus grande liberté
devra être laissée aux maîtres et aux maîtresses qui
seront chargés, après en avoir été reconnus capables,
de l'éducation de ces enfants. Il y aura des tâtonne-
ments, au début; les résultats ne tarderont cependant pas à se montrer. On réglementera alors, mais
dans un sens aussi large que possible.

Tout ce que l'on peut dire, dès à présent, c'est que
chaque classe ne devra comprendre qu'un petit nombre d'élèves, 10 ou 12, 15 au maximum.

La Commission ministérielle fixe à six et seize
ans les limites d'âge d'entrée et de sortie dans les
écoles spéciales. La limite maxima de seize ans peut
parfaitement être admise; à cet âge, en effet, les anormaux auront profité de l'enseignement qui leur aura
été donné tous les avantages qu'ils sont capables d'en
retirer. Quant à la limite minima de six ans, nous
croyons qu'elle aurait besoin d'être abaissée.

Les troubles psychiques chez les enfants se révè-
lent assez souvent dès l'école maternelle: il y aurait
donc lieu de créer dans les établissements spéciaux
une division enfantine pour les enfants au-dessous

de six ans; ceux-ci ne pourraient que bénéficier grandement de cette éducation spéciale précoce.

Le personnel enseignant devra, cela va sans dire, être composé de maîtres spécialisés, pourvus d'un certificat d'aptitude spécial. Il est utile, à cet effet, d'organiser, dans les écoles normales de filles et de garçons, ainsi que cela existe depuis 1904 à l'Ecole normale d'Instituteurs de la Seine, des cours de pédagogie pour anormaux où seront enseignées, par des maîtres compétents, des notions simples mais précises sur la psycho-physiologie de l'enfant en général et de l'anormal en particulier.

Ces maîtres pour anormaux ne devront pas seulement posséder des connaissances spéciales; mais ils devront encore être pourvus d'un tempérament spécial. Par la douceur et la patience, qui devront être leurs principales qualités, ils seront un exemple vivant et permanent proposé à l'imitation de leurs élèves.

Leur tâche, certes, sera pénible; mais les résultats obtenus les récompenseront amplement de leur dévouement. Ils auront réussi à ouvrir des intelligences, qui, sans eux, seraient restées fermées; ils auront permis à des êtres dont on désespérait de se créer dans la société une place honorable; et combien d'entre eux n'auront-ils pas sauvés de la prison ou du bagne?

La plupart des anormaux sortiront des écoles spéciales pourvus d'un métier manuel et capables de gagner leur vie. Mais ils auront encore besoin d'être guidés et surveillés. C'est dans ce but que

doivent être instituées des sociétés de patronage qui
les aideront à se placer et qui pourront remplacer
auprès d'eux, le cas échéant, leurs parents indignes;
elles les signaleront à l'autorité militaire au moment
de leur appel sous les drapeaux; elles pourront enfin,
s'il y a lieu, éclairer la justice sur leur degré de responsabilité.

Cette organisation, telle que nous venons de
l'exposer, ne se fera certes pas du jour au lendemain.
On ira lentement; qu'importe, si l'on va sûrement.
La résistance qu'opposeront les familles au placement de leurs enfants dans les écoles spéciales ne
sera pas pour rien dans cette lenteur. Mais nous
croyons qu'on arrivera à la vaincre, dans la plupart
des cas, par la simple persuasion. C'est ainsi, d'ailleurs, que les choses se sont passées à Bordeaux, lors
de l'ouverture des deux classes spéciales dont nous
avons parlé plus haut.

Avant d'étudier le second point du problème thérapeutique, c'est-à-dire la prophylaxie, nous voudrions dire quelques mots du traitement des *anormaux délinquants*, ou, d'une façon plus générale, des
enfants délinquants, ceux-ci étant presque toujours
des anormaux.

Depuis la loi du 5 août 1850, les enfants coupables
sont placés, sur arrêts rendus par les tribunaux, sous
la tutelle de l'État et confiés à des établissements
dits d'éducation correctionnelle.

On distingue les *colonies pénitentiaires*, qui reçoivent les enfants acquittés, mais non remis aux

parents, et les enfants condamnés à un emprison-
nement de plus de six mois, mais de moins de deux
ans; les *colonies correctionnelles,* où sont envoyés
les enfants condamnés à plus de deux ans d'empri-
sonnement et les insoumis des colonies pénitentiaires.

Un enseignement professionnel, agricole surtout,
est donné aux jeunes détenus de ces établissements
de correction. Et, de plus en plus, l'éducation pénitentiaire tend à se perfectionner, à mesure que l'on
considère davantage les enfants délinquants comme
des irresponsables à redresser et non comme des coupables à punir.

Mais ce que nous voudrions voir établir en France,
ce sont des tribunaux spéciaux pour enfants, à
l'exemple des *juvenile courts* des Etats-Unis. Est-ce
bien d'ailleurs, un tribunal que ce seul juge, devant
lequel comparaît l'enfant, et qui, après enquête faite
sur ce dernier et sur sa famille, décide, uniquement
d'après sa conscience, si le petit délinquant doit être
envoyé dans une maison de réforme ou s'il doit être
placé sous une surveillance spéciale quoique rendu
à sa famille?

Ce dernier procédé de la mise en liberté surveillée
(*probation system*), d'après lequel l'enfant est ren-
voyé dans sa famille, mais où il est étroitement
surveillé par un inspecteur, a été mis à l'essai l'année
passée, à Paris, par les soins du *Patronage de
l'Enfance;* les résultats obtenus paraissent assez
satisfaisants, et il y aurait lieu d'organiser cette pratique sur une plus vaste échelle.

La création de ces tribunaux, ou plutôt de ces juges pour enfants devrait entraîner la suppression du *droit de correction paternelle*, qui ne sert le plus souvent qu'à des parents indignes pour se débarrasser de leurs enfants.

Un examen médical de l'enfant serait pratiqué lors de la comparution de ce dernier devant le magistrat.

L'institution de ces juges spéciaux complèterait fort heureusement celle des instituteurs spéciaux.

**

Prophylaxie

Tout le monde est aujourd'hui d'accord pour admettre qu'il vaut mieux prévenir que guérir. On n'arrivera malheureusement jamais à supprimer complètement les anormaux; mais on peut en restreindre singulièrement le nombre, si l'on veut bien s'en donner la peine, et sans qu'il soit besoin pour cela de pratiquer leur castration, ainsi que l'ont demandé certains médecins.

Il suffit de se reporter aux causes de la dégénérescence mentale que nous avons énumérées pour voir qu'elles sont pour la plupart évitables, et cela grâce à une hygiène sociale bien comprise et surtout bien appliquée.

Mais disons tout d'abord que le fait même de traiter les anormaux suivant la méthode indiquée précédemment en diminuera le nombre à l'avenir, les défectuosités mentales de leurs descendants s'effaçant d'autant plus que les leurs auront été corrigées davantage.

Nous avons vu que la grande majorité des causes auxquelles sont dus les troubles psychiques sont des causes héréditaires, et que ces troubles sont aggravés, ou même déterminés chez les prédisposés, par l'influence d'une mauvaise éducation ou même l'absence de toute éducation. C'est pourquoi la lutte contre l'hérédité pathologique et l'organisation d'une éducation rationnelle et obligatoire sont les deux grands points du problème prophylactique que nous étudions ici. Ces deux points sont d'ailleurs étroitement liés l'un à l'autre, les qualités qu'un individu acquiert par l'éducation se transmettant héréditairement à ses descendants.

Le combat contre l'hérédité se réduit à lutter contre l'alcoolisme, la tuberculose, la syphilis, ces trois grands facteurs de dégénérescence. Les moyens à employer sont aujourd'hui parfaitement connus, et il ne reste qu'à les mettre en pratique. Il est évident que nous ne pouvons les étudier ici, même superficiellement.

Dans un même ordre d'idées, on évitera autant que possible les mariages consanguins, avec les restrictions toutefois que nous avons apportées à ce propos dans le chapitre précédent. Quant à l'interdiction du mariage aux anormaux, elle ne peut se poser qu'au sujet des idiots condamnés à l'hospitalisation perpétuelle.

La femme enceinte devra être placée dans les meilleures conditions hygiéniques possibles. Que l'on sache bien que les soins qu'on lui donne « ne sont point un cadeau qu'on lui fait, non plus qu'à son enfant; on le fait à l'humanité, au pays » (J. Simon).

Dès que l'enfant est né, le rôle de l'éducation commence, d'une éducation complète physique, intellectuelle et morale. Rappelons ici cette phrase de Kant, que nous avons prise pour épigraphe : « C'est dans le problème de l'éducation que gît le grand secret du perfectionnement de l'humanité ». Et Leibnitz ne disait-il pas aussi : « Que l'on me confie l'éducation des enfants, et je changerai la face du monde ».

L'éducation intellectuelle, c'est-à-dire l'instruction, est donnée à l'école; et l'éducation physique commence actuellement à y pénétrer. Quant à l'éducation morale, — c'est elle que l'on a en vue lorsqu'on parle d'éducation tout court —, le soin en a été uniquement laissé à la famille.

Nul plus que nous, certes, n'est partisan de l'éducation par la famille. Mais il faut bien reconnaître que, dans la grande majorité des cas, les parents — nous ne parlons même pas de ceux qui sont indignes de porter ce nom — sont absolument incapables de donner cette éducation. Où auraient-ils appris à le faire? Ils ont des enfants, mais ils ignorent totalement ce qu'est leur cerveau, ce qu'est leur âme. Et sans psycho-physiologie, il n'y a pas d'éducation possible.

Aussi voyons-nous certains parents ne donner à leurs enfants aucune direction morale; ceux-ci s'éduquent tout seuls, au petit bonheur. D'autres, au contraire, les sermonnent continuellement, les giflent lorsqu'ils font mal — qui aime bien châtie bien, croient-ils — et quand ils en ont fait des enfants qui restent devant les étrangers, immobiles de longues heures sur une chaise, qui ne parlent pas à table, qui ne se fourrent pas le doigt dans le nez, ils sont satisfaits de les avoir si bien élevés.

Nous ne voulons pas écrire ici un traité de morale, ni entrer dans des considérations qui nous entraîneraient beaucoup trop loin. D'ailleurs, d'excellents livres ont été écrits, ces dernières années, à l'usage des parents qui veulent apprendre ce qu'est l'éducation d'un enfant.

Quoi qu'il en soit, l'État a le devoir de se substituer aux parents coupables, négligents ou simplement ignorants, pour donner à l'enfant dans les écoles, cette éducation à laquelle il a droit.

Et ainsi seront ouvertes à côté des écoles de raison, ces « écoles pratiques de civisme et de moralité» dont parlait M. Léon Bourgeois dans un de ses discours, alors qu'il était président du Conseil.

Bien éduquer les enfants, n'est-ce pas d'ailleurs créer de bons parents ? Mais ce à quoi il faudra prendre garde, c'est que les heureux résultats acquis à l'école, pendant la journée, ne soient compromis ou détruits, le soir, dans la famille. C'est pourquoi nous voudrions que l'État enlevât leurs enfants aux parents qui les maltraitent, les alcoolisent, leur donnent de mauvais exemples, les poussent au mal. Et que l'on n'invoque pas ici les liens sacrés de la famille;

car, dans de tels cas, ces liens n'ont-ils pas perdu tout caractère sacré ?

Ce n'est pas seulement dans l'éducation que des réformes doivent être accomplies ; c'est aussi dans l'instruction. La base de notre enseignement actuel doit être complètement transformée. On a trop, jusqu'ici, cherché à adapter les cerveaux des enfants aux programmes; il faut maintenant faire le contraire, ce qui est beaucoup plus conforme à la raison.

La méthode à appliquer n'est autre que celle que nous avons préconisée pour les anormaux. Les matières du programme pourront être l'objet d'études plus approfondies; le principe restera strictement le même: étude des êtres et des choses, et non des mots et des textes. Les enfants liront un peu moins dans les livres et un peu plus dans le grand livre de la nature. Cette méthode d'observation, en même temps qu'elle développera au plus haut degré les facultés intellectuelles de l'enfant, aura la plus heureuse influence sur l'éducation de son caractère. En effet, « l'étude des textes amène à n'avoir confiance qu'en eux, tant pour l'acquisition des connaissances que pour l'inspiration des règles de conduite; les phrases lues dans les livres ou entendues de la bouche des maîtres ou des aînés sont les seuls guides de la volonté;.... cette volonté asservie aux phrases des autres, n'est pas une volonté libre, personnelle, ce n'est pas un vrai caractère, dans le sens élevé, moral et humain du mot » (1).

(1) BEAUNISSE : Influence de l'éducation intellectuelle sur la formation du caractère. (Communication faite au *Congrès de l'Association française pour l'avancement des Sciences.* Lyon, 1906.)

La collaboration de l'instituteur et du médecin, que nous avons montrée indispensable pour l'éducation des anormaux, trouve aussi sa place dans les écoles ordinaires. Mais le médecin scolaire ne doit pas se borner à inspecter les locaux et à intervenir en cas d'épidémie; son rôle doit être autrement important: il doit, en effet, consister à surveiller, d'une façon complète et régulière, la croissance physique des écoliers. Que de subnormaux seront ainsi reconnus et guéris par des soins appropriés !

C'est ici qu'il nous faut dire un mot du traitement des végétations adénoïdes. Nous avons vu, dans le précédent chapitre, que ces dernières peuvent déterminer ou aggraver des troubles psychiques. Il importe donc de les opérer toutes les fois qu'on les rencontrera. Cependant, il faut savoir que chez les enfants atteints de défectuosités mentales profondes, les résultats ne seront généralement pas brillants; en tout cas, la respiration nasale aura été améliorée, et l'enfant ne pourra qu'en bénéficier grandement. Cette insuffisance de résultats tient souvent à ce que les adénoïdiens sont opérés trop tard; il est donc de toute utilité que ces enfants soient recherchés dans les écoles maternelles et traités le plus tôt possible.

⁂

Telles sont les grandes lignes du problème thérapeutique et prophylactique. La tâche, certes, est laborieuse, il ne faut pas se le dissimuler; c'est une raison, au contraire, pour se mettre de suite à l'œuvre. La voie est toute tracée, d'ailleurs ; il ne reste qu'à s'y engager avec courage et confiance. Soyons optimistes, si nous voulons arriver au but.

La France se dépeuple, crie-t-on de toutes parts ; et ce n'est malheureusement que trop vrai. A défaut de la quantité, ayons au moins la qualité! Et ainsi se vérifiera cette pensée de Descartes, si souvent citée : « Car même l'esprit dépend si fort du tempérament et de la disposition des organes du corps, que, s'il est possible de trouver quelque moyen qui rende communément les hommes plus sages et plus habiles qu'ils n'ont été jusques icy, je crois que c'est dans la médecine qu'on doit le chercher ». Nous ne ferons à cette phrase qu'une petite rectification : au lieu de *médecine,* nous dirons *médico-pédagogie.*

CONCLUSIONS

I. — Nous avons défini les *anormaux psychiques* « les enfants qui, par suite de tares cérébrales, organiques ou fonctionnelles, occasionnant, dans le développement de leurs facultés intellectuelles ou morales, des troubles plus ou moins profonds, sont incapables de profiter des méthodes d'enseignement actuellement employées dans les écoles »; et nous en avons décrit les différents types.

II. — Ils peuvent être pratiquement classés en deux grandes catégories : les *arriérés* et les *non arriérés*. Les premiers se divisent en arriérés profonds (idiots et imbéciles), moyens et légers; à leur arriération intellectuelle peut s'ajouter ou non la perversion morale, qu'ils soient calmes (asthéniques), ou agités (instables). Les seconds comprennent les instables purs, les pervertis purs et les instables pervertis. Des troubles organiques, en particulier les végétations adénoïdes, ou des névroses (épilepsie, hystérie) accompagnent fréquemment chez les anormaux les troubles psychiques, à titre de causes aggravantes ou même déterminantes.

III. — Les stigmates anatomiques et physiologiques de dégénérescence se rencontrent fréquemment chez les anormaux. Mais les seuls stigmates pathognomoniques sont les *stigmates psychiques.*

IV. — Les anormaux ne s'adaptent pas plus au milieu social qu'ils ne se sont adaptés au milieu scolaire. C'est parmi eux que se recrutent la plupart des criminels et un grand nombre d'aliénés. Pour éviter cette menace et cette charge, la société leur doit *éducation* et *assistance.*

V. — D'après des enquêtes faites le plus scientifiquement possible, le nombre des anormaux serait de 5 p. 100 environ, ce qui donnerait pour la France un total de 275.000 anormaux âgés de moins de treize ans.

VI. — Depuis plusieurs années déjà, il existe, dans les pays étrangers, des classes et des établissements spéciaux pour l'éducation des anormaux.

VII. — On commence seulement, en France, à s'occuper de cette question. Une *Commission ministérielle pour l'éducation des enfants anormaux* a été instituée, en 1904, au Ministère de l'Instruction publique; et, comme suite aux conclusions qu'elle a adoptées, un projet de loi a été déposé sur le bureau des Chambres le 18 juin 1907.

VIII. — Devançant le texte législatif, certaines villes, comme Bordeaux et Lyon, ont fait pratiquer, par des médecins spécialistes, le dénombrement des anormaux fréquentant leurs écoles publiques. A Bordeaux, deux classes spéciales pour les garçons ont été ouvertes le 1er mai 1907.

La ville de Lyon, qui a créé, en décembre 1906, un *Dispensaire médico-pédagogique municipal*, s'occupe en ce moment d'organiser pour la rentrée prochaine des classes analogues.

IX. — Les facteurs étiologiques des troubles mentaux chez les enfants peuvent être répartis en deux groupes :

1° *Facteurs biologiques* : hérédité (névropathies, alcoolisme, tuberculose, syphilis) ; ivresse des parents au moment de la conception ; accidents de la grossesse ; accouchements anormaux ; infections des méninges ou de l'écorce cérébrale survenant pendant la première enfance ; végétations adénoïdes ; myxœdème ; etc. ;

2° *Facteurs sociaux* : absence d'éducation dans la famille ou éducation mal dirigée (mauvais exemples, alcoolisation de l'enfant, châtiments corporels, lectures malsaines, etc.) ; méthode d'enseignement irrationnelle ; dangers de la rue (mauvaises fréquentations, gravures et affiches malsaines).

Ces deux ordres de causes coexistent le plus souvent, les secondes agissant surtout soit pour provoquer l'apparition de troubles psychiques sur un terrain prédisposé, soit pour les aggraver s'ils existaient antérieurement à elles.

X. — Le problème thérapeutique comprend les deux points suivants :

1° Guérir, ou tout au moins améliorer les anormaux par un *traitement médico-pédagogique*, qui leur sera donné, grâce à la collaboration étroite de médecins et d'instituteurs spécialisés dans des *classes* ou des *écoles spéciales*, ce traitement comprenant, d'une part, des soins hygiéniques et médicaux, et, d'autre part, une méthode d'enseignement basée sur l'observation des êtres et des choses et non des mots et des textes, méthode dans laquelle la plus grande part sera faite aux travaux manuels;

2° Diminuer autant que possible, dans l'avenir, le nombre des anormaux, par une prophylaxie s'appliquant à toutes les causes susceptibles d'être ainsi combattues : lutte contre l'hérédité (alcoolisme tuberculose, syphilis); protection de la femme enceinte; éducation rationnelle de l'enfant, basée sur sa psycho-physiologie; substitution de la méthode d'observation à notre enseignement livresque; organisation complète du service de l'inspection médicale des écoles, afin de surveiller régulièrement la croissance physique des écoliers.

INDEX BIBLIOGRAPHIQUE [1]

<hr>

Abadie. — Recensement des enfants anormaux des écoles publiques de garçons de la ville de Bordeaux. (Rapport général de la Commission d'enquête, publié dans les *Annales de l'Alliance d'hygiène sociale*, janvier 1907).

Apert. — Les enfants retardataires. Paris, 1902.

Baguer. — Internat de perfectionnement pour les arriérés et les instables. (Rapport présenté à M. le Directeur de l'Enseignement primaire du département de la Seine, juillet 1898).

Beauvisage. — La méthode d'observation fondée sur l'arithmétique et la géométrie concrètes. Paris, 1902.

— Influence de l'éducation intellectuelle sur la formation du caractère. (Communication faite au Congrès de l'Association française pour l'Avancement des Sciences. Lyon, 1906).

— Les programmes de l'enseignement primaire et les enfants anormaux. (*Idem*).

Beauvisage et Weill. — L'étude et la protection de l'enfance anormale à Lyon. (Communication faite au Congrès de l'Alliance d'hygiène sociale. Lyon, 1907).

Binet et Simon. — Les enfants anormaux. Paris, 1907.

Bonjean. — Enfants révoltés et parents coupables. Paris, 1895.

Bonzon. — Le crime et l'école. Paris, 1896.

Bourneville. — Recherches cliniques et thérapeutiques sur l'épilepsie, l'hystérie et l'idiotie. (Un volume par an, depuis 1880).

— Recueil de mémoires, notes et observations sur l'idiotie. (Bibliothèque d'éducation spéciale, au *Progrès Médical*).

<hr>

(1) Nous n'indiquons ici que les ouvrages et périodiques de langue française. Nous renvoyons pour la bibliographie étrangère, principalement anglaise et allemande, qu'il nous a d'ailleurs été impossible de consulter, aux ouvrages de Ley (*l'Arriération mentale*) et de Dubois (*les Arriérés*).

Bourneville. — Traitement médico-pédagogique des différentes formes de l'idiotie. (*Idem*).

— Assistance des dégénérés et des idiots. (Rapport présenté au Congrès national d'assistance publique, Lyon, 1894).

Chazal (E.). — Le Dispensaire médico-pédagogique municipal de Lyon. (Communication faite au Congrès de l'Alliance d'hygiène sociale, Lyon, 1907).

Claparède. — Psychologie de l'enfant et pédagogie expérimentale. Genève, 1905.

Combemale. — La descendance des alcooliques. Thèse de Montpellier, 1887.

Compayré. — L'évolution intellectuelle et morale de l'enfant. Paris, 1893.

Couetoux. — Voir Hamon du Fougeray.

Courjon et Grandvilliers. — L'assistance des enfants anormaux en France. (Rapport présenté au Congrès de l'assistance des aliénés. Milan, 1906.)

Dallemagne. — Dégénérés et déséquilibrés. Paris, 1894.

Delporte (Louise). — Étude médico-psychologique sur les altérations du caractère chez l'enfant. Thèse de Paris, 1901.

Delvaille. — La vie sociale et l'éducation. Paris, 1907.

Dubois. — Les arriérés. Paris, 1906.

Féré. — Dégénérescence et criminalité. Paris, 1888.

— La famille névropathique. Paris, 1898.

— Introduction à la médecine de l'esprit. Paris, 1905.

— Nos enfants au collège. Paris, 1905.

Fleury (M. de). — Le corps et l'âme de l'enfant. Paris, 1906.

Fouillée. — L'enfance criminelle, *Revue des Deux-Mondes*, 1897.

Fournier (E.). — Les stigmates dystrophiques de l'hérédo-syphilis. Thèse de Paris, 1897.

Grandvilliers. — Voir Courjon.

Grasset. — Demi-fous et demi-responsables. Paris, 1907.

Grenier. — La descendance des alcooliques. Thèse de Paris, 1887.

Guyau. — Éducation et hérédité. Paris, 1890.

Hamon du Fougeray et Couetoux. — Manuel pratique des méthodes d'enseignement spéciales aux enfants anormaux. (Bibliothèque d'éducation spéciale, au *Progrès médical*.)

Itard. — Rapports et mémoires sur le « Sauvage de l'Aveyron ». (Bibliothèque d'éducation spéciale, au *Progrès médical*).

Joly (H.). — L'Enfance coupable. Paris, 1904.

Judet de la Combe. — Végétations adénoïdes et dégénérescence. Thèse de Bordeaux, 1894.

Lafarge. — Une consultation à Bicêtre, service des enfants anormaux. Thèse de Paris, 1904.

Landouzy. — Hérédo-tuberculose. *Revue de Médecine*, 1891.

Laurent (E.). — Les dégénérés dans les prisons.
— Les habitués des prisons de Paris. Lyon, 1890.
— Mariages consanguins et dégénérescence. Paris, 1895.
— La criminalité infantile. Paris, 1906.

Le Bon (G.). — Psychologie de l'éducation. Paris, 1906.

Legrain. — Hérédité et alcoolisme. Paris, 1889.
— Dégénérescence sociale et alcoolisme. Paris, 1895.

Legrain et Magnan. — Les dégénérés. Paris, 1895.

Léter. — Alcoolisme et dégénérescence. Thèse de Paris, 1892.

Ley. — L'arriération mentale. Bruxelles, 1904.

Magnan. — Voir Legrain.

Manheimer-Gommès. — Les troubles mentaux de l'enfance. Paris, 1899.

Maupaté. — Recherches d'anthropologie criminelle chez l'enfant. Thèse de Paris, 1892.

Mayet (L.). — Les stigmates anatomiques et physiologiques de la dégénérescence. Thèse de Lyon, 1902.

Moreau (de Tours). — La folie chez les enfants. Paris, 1888.
— De l'homicide commis par les enfants. Paris, 1882.

Mosny. — La descendance des tuberculeux. *Revue de la tuberculose*, 1901.

Paul-Boncour. — Voir Philippe.

Pérez. — La psychologie de l'enfant. Paris, 1882.
— Les trois premières années de l'enfant. Paris, 1892.
— L'Enfant de trois à sept ans. Paris, 1894.
— L'Education morale dès le berceau. Paris, 1896.
— L'éducation intellectuelle dès le berceau. Paris, 1896.

Philippe (J.) et Paul-Boncour. — Les anomalies mentales chez les écoliers. Paris, 1905.

Pornain. — Assistance et traitement des idiots, imbéciles, débiles, dégénérés, amoraux, crétins, épileptiques. (Bibliothèque d'éducation spéciale, au *Progrès médical*).

Preyer. — L'âme de l'enfant. (Traduction par De Varigny, Paris, 1887.).

Proal. — L'éducation et le suicide des enfants. Paris, 1907.

Raulin. — Le cancre d'origine nasale. *Revue de laryngologie et de rhinologie*, 1890, n° 22.

Raux. — Nos jeunes détenus. Lyon, 1890.

Raymond (P.). — L'hérédité morbide. Paris, 1905.

Régis. — Les anormaux psychiques des écoles. (Rapport présenté à M. le Maire de la ville de Bordeaux, 1907).

Rollet. — Voir Tomel.

Roubinovitch. — Les enfants anormaux en France. *Bulletin médical*, 1906, n° 58.

Rouma. — L'état de l'enseignement spécial pour les enfants arriérés aux Pays-Bas. Liège, 1900.

Royet. — De la forme la plus habituelle des modifications de l'intelligence et du caractère qui peuvent résulter des maladies du nez et du cavum. (Société d'anthropologie de Lyon, février 1903).

Ruault. — Les névropathies d'origine nasale. *Gazette des Hôpitaux*, décembre 1887.

Sainton. — Les troubles psychiques dans les altérations des glandes à sécrétion interne. *L'Encéphale*, 1906.

Seguin. — Premiers mémoires, publiés par Bourneville (Bibliothèque d'éducation spéciale, au *Progrès médical*).
   — Rapports et mémoires sur l'éducation des enfants normaux et anormaux. (*Idem.*)
   — Traitement moral, hygiène et éducation des idiots et des autres enfants arriérés. (*Idem.*)

Shuttleworth. — Les enfants anormaux au point de vue mental (traduction par Ley, Bruxelles, 1904).

Sollier. — Psychologie de l'idiot et de l'imbécile. Paris, 1889.

Strauss. — L'enfance malheureuse. Paris, 1896.

Suarez de Mendoza. — Diagnostic et traitement des végétations adénoïdes. Paris, 1906.

Sully. — Etudes sur l'enfance (traduction par A. Monod. Paris, 1898).

Thulié. — Le dressage des jeunes dégénérés ou orthophrénopédie. (Bibliothèque d'éducation spéciale, au *Progrès médical*).

Tissier. — Influence de l'accouchement anormal sur le développement des troubles cérébraux chez l'enfant. Thèse de Paris, 1898.

Tomel et Rollet. — Les enfants en prison.

Voisin. — L'idiotie, Paris, 1893.

Weill. — Voir Beauvisage.

Ziem. — Rapports entre les affections nasales et mentales. *Annales des maladies de l'oreille*, 1897, tome II.

PÉRIODIQUES (1).

Année psychologique.

Archives d'anthropologie criminelle.

Archives de neurologie.

Archives de ,chologie, Genève.

Avenir de la mutualité. (Journal hebdomadaire de Bordeaux.)

Belgique médicale.

Bulletin de la Société pour l'étude de l'enfant.

Éducateur moderne, Paris (Henry Paulin et Cie, éditeurs).

Enfance anormale. (Bulletin du Comité national français pour l'étude et la protection de l'enfance anormale.)

Hygiène scolaire. (Bulletin de la Ligue française pour l'hygiène scolaire).

Journal médical de Bruxelles.

Policlinique, Bruxelles.

Progrès médical.

Revue de l'hypnotisme et de la psychologie physiologique.

Revue neurologique.

Revue pédagogique.

Revue pénitentiaire.

Revue philanthropique.

Revue philosophique.

Revue de psychiatrie.

CONGRÈS OU FUT ÉTUDIÉE LA QUESTION DES ANORMAUX

Congrès de l'Alliance d'hygiène sociale.

— d'Anthropologie criminelle.

— d'Assistance des aliénés.

(1) Nous donnons ici la liste des *périodiques* que nous avons compulsés, et où se trouvent un grand nombre d'articles se rapportent à la question des anormaux.

Congrès d'Assistance familiale.
- d'Assistance publique et de bienfaisance privée.
- de l'Association française pour l'Avancement des Sciences.
- d'Assistance et de protection de l'enfance dans la famille.
- d'Éducation sociale.
- de l'Enseignement.
- d'Hygiène scolaire.
- des Médecins neurologistes et aliénistes.
- du Patronage des libérés.

TABLE DES MATIÈRES

Lyon. — A. Storck et Cie, 8, rue de la Méditerranée

DÉSACIDIFIÉ A SABLÉ EN : 1994

ERRATA

Pages	Au lieu de	Lire
1, 7º ligne	ne se bornant pas	ne nous bornant pas
38, 25ᵉ ligne	(1)	(2)
58, 16ᵉ ligne	Tronhjem	Trondhjem
86, 6ᵉ ligne	Mᵐᵉˢ Trufinet; Vigne	Mᵐᵉˢ Trufinet, M. Vigne
109, 16ᵉ ligne	out bu	ont bu
111, 22ᵉ ligne	l'hygiène élémentaire	l'hygiène alimentaire
127, 6ᵉ ligne	ce nest pas	ce n'est pas
129, 23ᵉ ligne	auront profité	auront retiré
146, 25ᵉ ligne	— Introduction à la méde-cine de l'esprit. Paris, 1905.	**Fleury (M. de)**, — Introduction à la médecine de l'esprit. Paris, 1905.
	— Nos enfants au collège. Paris, 1905.	— Nos enfants au collège, Paris, 1905.
147, dernière ligne	traduction par de Yarigny	traduction par de Varigny
149, note	se rapportent	se rapportant

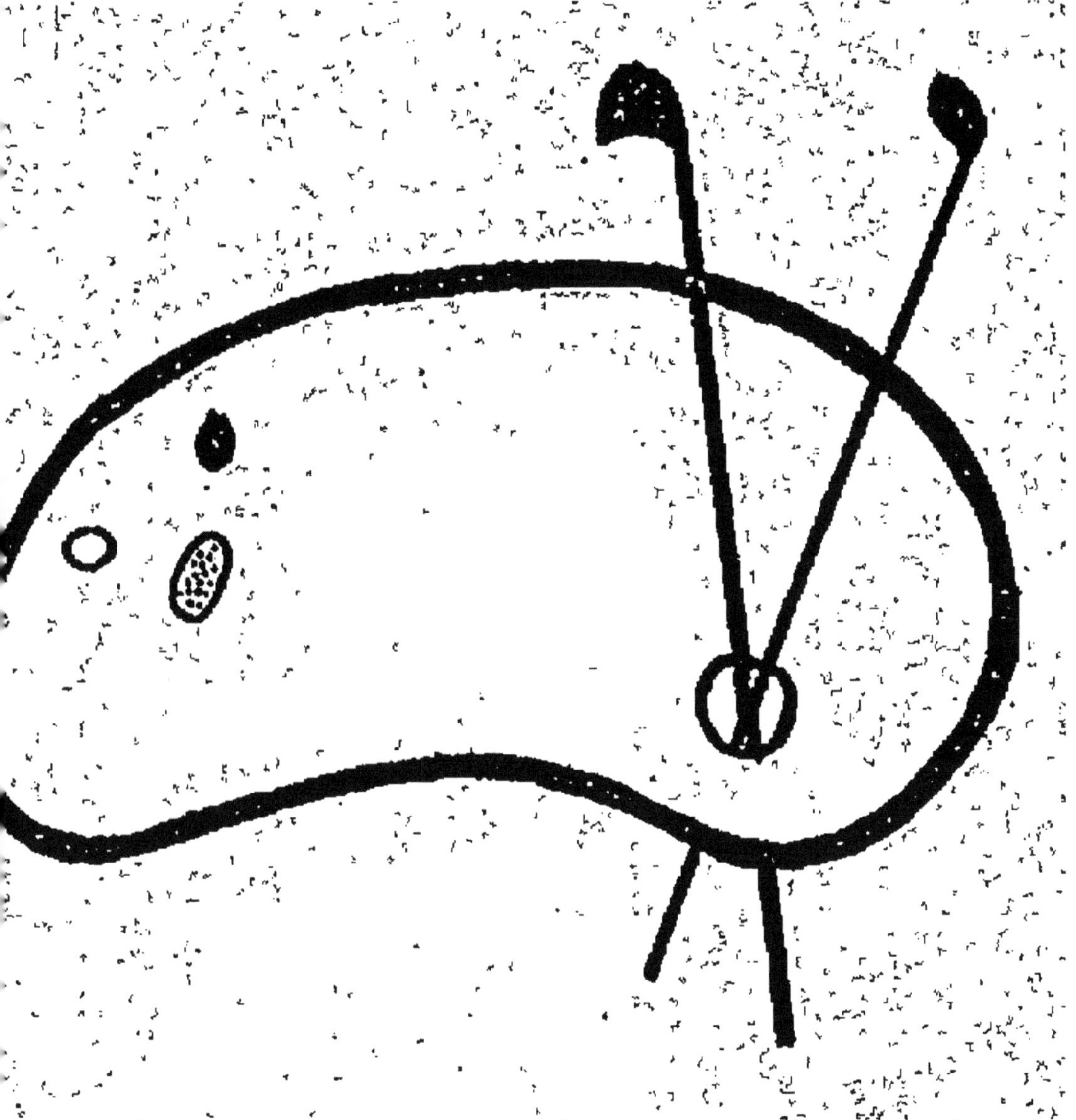

ORIGINAL EN COULEUR
Nº Z 43-120-8

www.ingramcontent.com/pod-product-compliance
Ingram Content Group UK Ltd.
Pitfield, Milton Keynes, MK11 3LW, UK
UKHW022227120726
13694UKWH00002B/724

9 782013 547864